La Collection du CHU Sainte-Justine
pour les parents

Accompagner
son enfant prématuré
De la naissance à 5 ans

Sylvie Louis

D1501024

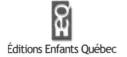

Éditions Enfants Québec

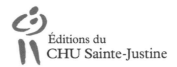

Éditions du
CHU Sainte-Justine

Catalogage avant publication de Bibliothèque et Archives Canada

Louis, Sylvie

Accompagner son enfant prématuré : de la naissance à 5 ans

(La Collection du CHU Sainte-Justine pour les parents)

Comprend des réf. bibliogr.
ISBN 978-2-89619-085-0

1. Prématurés - Soins à domicile. 2. Prématurés - Mort - Aspect psychologique.
I. Titre. II. Collection: Collection du CHU Sainte-Justine pour les parents.

RJ250.L672 2007   618.92'011   C2007-940262-3

Illustration de la couverture : Geneviève Côté

Infographie : Folio infographie

Diffusion-Distribution   au Québec : Prologue inc.
                                 en France : CEDIF (diffusion) – Casteilla (distribution)
                                 en Belgique et au Luxembourg : SDL Caravelle
                                 en Suisse : Servidis S.A.

Éditions du CHU Sainte-Justine
3175, chemin de la Côte-Sainte-Catherine
Montréal (Québec) H3T 1C5
Téléphone: (514) 345-4671
Télécopieur: (514) 345-4631
www.chu-sainte-justine.org/editions

Dépôt légal :   Bibliothèque et Archives nationales du Québec, 2007
                     Bibliothèque et Archives Canada, 2007

Remerciements

Je remercie de tout cœur mes deux précieuses et fidèles collaboratrices, Gaëlle Trébaol, maman de prématurés qui a œuvré pendant plus de dix ans au sein de l'Association des parents d'enfants prématurés du Québec, et docteure Annie Veilleux, néonatologiste au CHU Sainte-Justine à Montréal. Elles ont accueilli ce projet de livre avec enthousiasme et ont accepté, avec une générosité toujours renouvelée, de relire mon manuscrit et d'y apporter de pertinents ajouts et les corrections qui s'imposaient.

Un grand merci aussi à Marie-Josée Martel, professeure en sciences infirmières à l'Université du Québec à Trois-Rivières, à Isabelle Milette, infirmière à l'unité de soins néonatals de l'Hôpital de Montréal pour enfants, à Anne Bednarek, présidente du Centre européen d'information, de prévention et d'accompagnement de la prématurité (ECIPAP) et au docteur Thierry Daboval, néonatologiste à l'Hôpital pour enfants de l'Est de l'Ontario (CHEO) qui, eux aussi, ont accepté de relire l'ensemble de mon manuscrit et de l'enrichir de précisions et de nuances.

Merci aux personnes que j'ai pu interviewer sur un aspect particulier de la prématurité ou qui ont accepté de relire un passage spécifique de ce livre, à savoir Suzy Fréchette-Piperni, infirmière spécialisée en deuil périnatal, Elisa Macri et Évelyne Martello, respectivement physiothérapeute et infirmière au CHU Sainte-Justine à Montréal. Brigitte Denis, aide natale, m'a parlé des éléments qui aident lors du retour à la maison, tandis que Sylvie Thibault, accompagnante à la naissance à *Mère et monde*, m'a expliqué le concept de calendrier postnatal et m'a parlé de la question des visites, après le retour à la maison.

Je tiens à souligner particulièrement la collaboration de Gisèle Talbot, ergothérapeute au CHU Sainte-Justine, qui m'a accordé cinq heures d'entrevues sur le développement de l'enfant prématuré. Par la suite, elle a travaillé avec moi le chapitre portant sur ce sujet, au cours de plusieurs demi-journées denses et passionnantes, afin qu'il reflète bien la réalité et qu'il regorge d'idées pratiques pour les parents. Elle a aussi relu le chapitre intitulé « Tout doucement », ainsi que trois sections du chapitre « Objectif maison ».

Merci de tout cœur aux parents qui m'ont confié leur histoire et celle de leur bébé, vécus dont j'ai rapporté de petits fragments dans ce livre.

Enfin, je remercie, pour leur confiance, mes éditeurs, d'une part Luc Bégin et Marise Labrecque, respectivement directeur et éditrice des Éditions du CHU Sainte-Justine, et d'autre part, Sylvie Payette et Claire Chabot, respectivement présidente et directrice des Éditions Enfants Québec. Ils ont tous apporté beaucoup de soin à présenter l'information que je souhaite transmettre aux parents.

TABLE DES MATIÈRES

CHAPITRE 1

Accoucher avant terme :
une expérience bien différente

Vous attendiez votre bébé dans un mois, ou deux ou trois, voire quatre ! Vous viviez une grossesse sans problèmes et profitiez de cette belle période où les malaises des premiers mois s'étaient estompés, où vous vous émerveilliez, parfois depuis peu, de sentir bouger votre bébé, où vous vous sentiez fière que votre ventre s'arrondisse et commence enfin à attirer les regards. Et puis, soudain, il y a eu un grain de sable dans l'engrenage. Vous avez eu mal au dos ou au ventre et, par mesure de prudence, vous avez consulté. Ou vous avez perdu du liquide amniotique. Il se peut aussi qu'au cours d'une visite de routine, votre médecin ait découvert que votre col commençait à s'ouvrir ou ait détecté de l'hypertension artérielle.

Peut-être aussi viviez-vous une grossesse à risque… Vous étiez alors suivie de près. Vous aviez peut-être des saignements occasionnels en raison d'un placenta prævia. Vous étiez au repos à la maison ou encore alitée à l'hôpital. Le médecin avait envisagé la possibilité que votre bébé naisse avant terme. Tout en vous réjouissant de chaque précieux jour gagné, vous vous prépariez néanmoins à cette éventualité. L'infirmière vous avait montré des photos de bébés en incubateur ou fait visiter les soins intensifs néonatals. On venait peut-être de vous transférer dans un hôpital comportant une unité néonatale afin que, dès l'instant de sa naissance, votre bébé puisse être pris en charge par une équipe spécialisée.

Cependant, tout cela restait théorique. Bien souvent, l'espoir se montrait le plus fort. Et voilà que la « catastrophe » est arrivée, que vous vous y attendiez ou que vous tombiez carrément des nues. Bébé est né. Trop tôt.

Des parents déboussolés

D'habitude, la naissance d'un enfant est un grand événement, c'est souvent le plus important d'une vie. C'est une fête et un moment magique pour les parents, la famille et l'entourage. Une petite famille est née ou bien la famille s'agrandit et ce nouveau membre est salué comme un symbole de la continuité, de la vie et de l'espérance. Cependant, avec la naissance de bébé à 33, 28 ou 23 semaines, rien ne se passe comme prévu. C'est comme si vous vous prépariez à faire un voyage dans le Sud. Dans votre valise, vous avez glissé des tee-shirts, des sandales, de la crème solaire, un maillot de bain et un guide des plages du Mexique. Des semaines à l'avance, vous vous êtes réjoui de votre séjour et vous rêviez de votre arrivée, des cocotiers, du sable blond et de la mer chaude. Or, à la place, vous vous retrouvez au Pôle Nord, grelottant de froid sur la banquise, ni préparés ni équipés pour l'aventure. Pourquoi rien ne s'est-il déroulé comme prévu ? Qu'est-ce qui a dérapé ? Mille questions vous assaillent. Tous vos points de repère ont disparu. La situation est surréaliste.

Une maman enceinte de 25 semaines qui, en raison d'un simple mal de ventre, s'est présentée à l'hôpital par précaution, a appris, pendant que l'infirmière l'examinait, que son col de l'utérus était ouvert à 10 cm. Ses jumelles sont nées dans la demi-heure qui a suivi… Une autre maman, enceinte de 30 semaines, a elle aussi consulté à l'hôpital pour un mal au dos et au ventre. Une heure plus tard, après lui avoir annoncé qu'elle avait une toxémie gravidique sévère et qu'il fallait faire naître son bébé pour tenter de le sauver, on lui a proposé de signer une autorisation de baptiser immédiatement sa fille au cas où elle décéderait…

Bref, vous êtes en plein cauchemar et tout ce que vous souhaitez, c'est de vous réveiller. Lors d'une naissance prématurée, c'est exactement cela qui se passe. Le rêve fait place à la réalité. Et la réalité est radicalement différente de celle que vous et tout le monde autour aviez imaginée.

Le deuil de la grossesse normale

Vous attendiez votre bébé au printemps ? Il débarque au cœur de l'hiver. Vous, la maman, auriez tant voulu savourer la plénitude d'une belle bedaine ronde comme la lune. Vous auriez aimé poursuivre, jusqu'au neuvième mois de votre grossesse, ce mystérieux et merveilleux dialogue amorcé avec bébé dans votre ventre, depuis qu'il avait commencé à répondre à vos invitations par une douce pression ou un vigoureux coup de pied. Vous auriez tant souhaité continuer à lui fredonner des berceuses et à lui parler, lui qui commençait à vous entendre. Vous rêviez du jour où débuterait votre congé de maternité, qui allait vous permettre de profiter pleinement de ces dernières semaines avec votre enfant à venir et, aussi, de vous reposer en attendant le grand événement. Bien souvent, vous n'aviez pas encore préparé sa chambre ni ses petits vêtements… qui d'ailleurs sont dix fois trop grands. Et parfois, vous n'aviez pas encore choisi de prénom, puisque vous pensiez avoir encore tout votre temps…

Bref, vous n'avez pas vécu la fin de la grossesse où, heureuse, mais alourdie et fatiguée, on se réveille plusieurs fois par nuit parce que bébé compresse sa vessie et où, pour se préparer à la naissance, on commence le nécessaire détachement d'avec son enfant. Alors, la période fusionnelle fait place à une autre étape où on a hâte d'accoucher, de voir son bébé et de le serrer contre son cœur. Vous, vous étiez encore en pleine symbiose avec le vôtre. Cela explique pourquoi plusieurs mamans ont la terrible impression qu'on leur a volé leur belle bedaine et arraché leur bébé. Elles sont en deuil de leur ventre de femme enceinte trop tôt disparu.

Quant à vous, le papa, pour qui le début de la grossesse cons-titue souvent un phénomène bien théorique et surtout s'il s'agit d'un premier enfant, vous n'avez pas pu profiter de cette période où le ventre de votre conjointe prend de l'ampleur et où la pré-sence du bébé devient plus concrète. Sentir son bébé bouger pendant toute la seconde moitié de la grossesse rend également plus tangible le grand événement qui se prépare. En posant sa main sur le beau ventre de sa conjointe, le père sent parfois son petit répondre à son invitation. Jour après jour, ces échanges favorisent l'émergence de l'attachement. Vous avez été privé de ces semaines ou de ces mois importants pour la prise de cons-cience de votre futur rôle. Ce qui ne signifie pas que certains pères ne se sentent pas, dès l'instant où ils aperçoivent leur bébé, pro-fondément attachés à lui. Mais dans ces conditions, comment s'étonner que pour d'autres, il manque tout un vécu d'apprivoi-sement progressif et d'adaptation entre la séquence de la fin du deuxième trimestre de la grossesse ou du début du troisième et la séquence où vous vous retrouvez devant un tout petit bébé — le vôtre, vous assure-t-on — dans un incubateur.

Le deuil de l'accouchement normal

Vous, la maman, rêviez d'un accouchement naturel et intime, dans une chambre de naissance, avec musique douce et baignoire à remous. Ou alors, vous pensiez profiter du soulagement que

procure l'anesthésie péridurale pour ne pas être trop fatiguée afin d'accueillir votre enfant. Cependant, jamais vous
n'aviez imaginé un accouchement comme celui que vous avez
vécu, avec une foule de professionnels présents et bien souvent
dans une ambiance agitée, ce qui vous a fait comprendre la gravité de ce qui était en train de se passer. En effet, il arrive souvent
que non seulement le bébé soit en danger, en raison de sa grande
prématurité, mais aussi que la vie de la maman soit en jeu, par
exemple parce qu'elle souffre de toxémie gravidique ou qu'elle
perd beaucoup de sang en raison d'un décollement placentaire
massif. Plusieurs mamans subissent ainsi une césarienne d'urgence.

*Et même quand on accouche « naturellement », ça ressemble plus
à une opération qu'à un accouchement, selon une maman de
jumelles nées à 26 semaines.* Bref, vous avez perdu tout contrôle
sur la situation. *À partir du moment où une maman, enceinte de
29 semaines, avait été examinée par l'infirmière, elle se serait crue
dans une télésérie américaine. On a roulé sa civière sur les chapeaux
de roue en direction de la salle d'accouchement. Les médecins et
infirmières accourus entre-temps lançaient des consignes fébriles.*

Un accouchement prématuré, c'est bien souvent une situation
d'urgence. Au lieu d'encourager votre corps à s'ouvrir pour
laisser le passage à votre enfant, vous vous retrouvez, vous la
maman, avec la peur au ventre et ne souhaitez qu'une seule chose,
c'est de ne pas accoucher, du moins pas encore, et de gagner au
moins quelques précieuses semaines ou même quelques journées.
Vous espérez si fort que ce ne soit qu'une fausse alerte. Quelle
frustration de constater que, malgré votre volonté, vos pensées
magiques et votre amour pour l'enfant qui a grandi jusque-là en
vous, votre corps ne vous répond plus. Vous, la maman, vous
assistez, impuissante, à votre propre accouchement. Il n'y a
aucune intimité. Tout se vit à l'extérieur et non à l'intérieur de
vous. Bref, l'adrénaline est à son comble. Pas étonnant que, parfois, vous ayez l'impression d'être un robot qui suit à la lettre ce
qu'on lui dit de faire.

Vous, le papa, vous vous sentez totalement impuissant, mis de
côté, très seul et parfois même étranger à ce qui est en train de
se passer. Vous vous attendiez à vivre un grand jour aux côtés de
votre conjointe et à la soulager de votre mieux. Vous pensiez que
vous la tiendriez par la main, que vous lui murmuriez des mots
d'amour et d'encouragement. On vous avait promis, ou vous
vous étiez promis que, dès l'instant de la naissance, vous joueriez

un rôle important, celui d'accueillir votre enfant. Non seulement vous n'attendiez pas votre bébé si tôt, mais en outre, il n'est plus question, comme certains médecins proposent maintenant de le faire, de le saisir sous les aisselles au moment où il paraît et de l'amener au monde avec votre conjointe, un acte éminemment émouvant, valorisant et merveilleux pour l'attachement. Il n'est plus question non plus de couper le cordon ombilical, un autre geste symbolique et si important pour certains. Pour vous aussi, le papa, des rêves ont sombré. Vous avez été inquiet non seulement pour votre bébé, mais aussi pour votre conjointe, elle a peut-être eu une césarienne d'urgence, vous avez eu peur de la perdre...

Pour un papa néanmoins au courant que ses jumelles naîtraient sans doute plus tôt, puisque le col de sa conjointe était dilaté à 1 cm depuis la 21e semaine, c'était presque l'enfer. Il avait toujours pensé que « plus tôt », ça voulait dire vers 35, 36 ou 37 semaines, et non 26 semaines ! Un autre papa avait l'impression de percevoir l'environnement à travers un brouillard sensoriel. Tout tournait autour de lui. Certes, il y avait l'émotion liée au fait de « devenir » papa, mais le choc de voir sa petite fille, minuscule et famélique, mesurant à peine une trentaine de centimètres et pesant 760 grammes y était également pour une grande part. C'était tout bonnement incroyable !

Parfois, dans les jours qui suivent cette naissance hors norme, la maman se demande si elle a bien porté ce bébé, si elle n'a pas rêvé tout ce qui est arrivé, cet accouchement dont les souvenirs semblent flous et irréels, d'autant plus quand elle a subi une césarienne d'urgence.

Le deuil du nouveau-né normal

Vous pensiez, à la naissance, vous retrouver avec un bon bébé en santé pesant entre trois et quatre kilos et mesurant environ 50 cm. À la place, votre enfant est minuscule. Il pèse un ou deux kilos, et (ou alors) son poids se calcule peut-être même en grammes (820 g, 645 g et parfois encore moins...). Il a été catapulté de l'univers douillet dont il avait besoin pour grandir jusqu'à terme dans un environnement mal adapté à son stade de développement. Des compétences si naturelles pour un nouveau-né à terme, comme respirer seul, boire son lait, conserver sa température et son humidité ou même séduire ses parents sont loin d'être évidentes pour lui. La vie est difficile et il doit lutter. Il semble si démuni. Dès lors, vous voudriez l'aider, le consoler, mais vous ne le pouvez pas, du moins pas directement. Bref, on se sent souvent terriblement frustré et impuissant quand on est le parent d'un nouveau-né prématuré.

Certains parents sont rassurés quand on leur annonce que, vu son degré de prématurité, leur bébé va bien.

Un papa se réjouissait : non seulement son fils était vivant, mais, en plus, il respirait tout seul et allait bien. Cependant, ce n'est pas le cas de tous, ni surtout, de toutes. *Les médecins venaient dire à une maman qui avait accouché quelques heures plus tôt, à 26 semaines, que son bébé allait bien. Mais « bien », qu'est-ce que c'est, pour une maman ?*

D'autres se révoltent intérieurement quand elles ne peuvent aller voir leur bébé, mais qu'on les assure gentiment qu'il se porte bien. Non, leur bébé ne peut pas aller bien. Il irait bien s'il se trouvait encore, à l'heure qu'il est, au chaud et en sécurité dans leur ventre.

Les médias entretiennent avec complaisance le mythe du bébé parfait, pesant un poids respectable, adorablement potelé, en bonne santé, propre comme un sou neuf, déjà élégant, souriant aux anges et comblant ses parents de bonheur et de fierté… Or, à l'instant où vous posez les yeux sur votre bébé, toutes les repré - sentations « idéalisées » du nouveau-né sont chamboulées. Votre bébé à vous ne correspond en rien aux canons de cette perfec - tion-là, qu'on vous a fait miroiter.

Le mythe de la maman parfaite

Comme nombre de futures mamans heureuses à l'idée d'avoir bientôt un enfant et ayant beaucoup lu sur le sujet, vous viviez peut-être, avant que la prématurité ne s'en mêle, dans l'illusion que vous seriez parfaite. Vous mangiez sainement, vous aviez pris de l'acide folique, vous ne buviez plus une goutte d'alcool, vous aviez peut-être écrasé votre dernière cigarette le jour où votre test de grossesse avait viré au rose, vous vous rendiez religieuse - ment et fièrement à vos rendez-vous médicaux, bref, vous preniez soin de votre grossesse. Votre ventre qui commençait à s'arrondir était devenu le nombril du monde. Nos sociétés occidentales produisent de moins en moins d'enfants et, de ce fait, elles ont idéalisé le fait d'avoir un bébé. Dans la plupart des cours préna - taux, on n'aborde même pas la possibilité d'un accouchement prématuré. Les publicités nous présentent des futures mamans dont le ventre aux courbes si sensuelles n'a pas l'ombre d'une vergeture ainsi que des nouvelles mamans en super forme, qui ont repris leur poids, retrouvé leur ventre plat et ferme, ne sont pas du tout cernées et s'occupent avec assurance et sérénité de leur nouveau-né repu de bien-être. Quand on a un bébé, on est censée être au nirvana. Devant la réalité, n'importe quelle mère de bébé à terme et en santé tombe de haut... En effet, la vraie vie n'a rien d'une annonce publicitaire !

Que dire alors d'une maman qui accouche beaucoup plus tôt que prévu et voit cette situation mettre en péril la santé et parfois même la vie de son enfant... Plusieurs se sentent seules au monde à vivre une telle situation. Elles estiment qu'elles n'ont pas été à la hauteur, qu'elles ne sont pas bonnes, qu'elles ont échoué sur toute la ligne alors qu'il est normal, pour la plupart d'entre nous, d'atteindre sans encombre neuf mois de grossesse et d'accoucher aux alentours de la date initialement prévue. Cependant, le bon déroulement d'une grossesse ainsi que l'accouchement n'ont rien à voir avec une quelconque performance... Si les choses dépendaient vraiment de soi, on donnerait aussi naissance à son bébé à 40 semaines.

De nombreux papas sont également désorientés par la situation. Même si la grossesse représente un phénomène plus théorique pour eux, on leur promettait que dès l'instant de la naissance de leur bébé (entendez de trois kilos et quelques, bien entendu !), ils deviendraient amoureux de lui pour la vie. Il y a de quoi tomber des nues et avoir l'impression que le sol, stable jusque-là, se dérobe sous nos pas. Parfois, à la place de la vie qui s'annonçait, on parle de danger de mort, surtout dans les 72 premières heures. L'attente heureuse fait place à l'anxiété. Les collègues de travail avaient prévenu affectueusement que la vie serait changée à jamais. Ils ne croyaient pas si bien dire... On a l'impression désagréable, mais tenace, que sa vie est en train de basculer à jamais. Lorsque quelque chose d'inattendu arrive, plusieurs hommes ont l'habitude de rester les pieds sur terre et de prendre les choses en main. Mais dans ce cas-ci, quand on est ainsi ballotté au gré des événements, que faire ?

Atterrissage forcé dans un univers hypermédicalisé

Il peut arriver qu'un matin, enceinte de six mois et demi par exemple, vous vous leviez et saluiez la belle journée devant vous. Et que le soir de cette même journée, votre bébé soit né — incroyable mais vrai, malheureusement — et que vous vous apprêtiez à lui rendre visite. Pénétrer pour la première fois dans une unité de soins intensifs néonatals constitue une expérience pour le moins impressionnante. On vous fait revêtir une jaquette d'hôpital, on vous invite à vous laver longuement les mains avec un savon antiseptique pour éviter de contaminer votre enfant. Et vous voilà sur le seuil de l'unité. Il y a des machines compliquées partout, des tas de câbles et de fils électriques, des appareils qui clignotent et font bip-bip, des alarmes qui peuvent se déclencher n'importe quand et… des incubateurs dans lesquels se trouvent des bébés miniatures, dont le vôtre. La majorité des parents res-sentent un choc lors du premier contact avec ce monde où la technologie est omniprésente. Ils pénètrent – le cauchemar se poursuit – dans un décor de science-fiction qui ne ressemble en rien au cadre de vie normal, feutré, chaleureux et douillet d'un nouveau-né à terme.

Le deuil du contact immédiat avec bébé

Pendant la grossesse, vous aviez certainement imaginé cet instant unique où vous prendriez votre nouveau-né tout contre vous, dans les secondes suivant sa naissance. Vous auriez aimé qu'on vous enveloppe tous les deux dans une couverture chaude pour pouvoir profiter du moment tant attendu : ça y est, il ou elle est bien là ! Vous aviez rêvé de vous plonger dans les yeux de votre petit, de lui murmurer des mots doux, bref, de l'accueillir à votre rythme. Vous aviez rêvé d'intimité, d'un monde tout en émotions, tout en douceur aussi, où vos sens en éveil à tous les trois (le bébé, la maman et le papa), la vue, l'ouïe, le toucher, l'odorat et le goût vous auraient permis de vous découvrir mutuellement. Oh ! Pour ce qui est des émotions, vous êtes servi ! Elles sont intenses, c'est le moins qu'on puisse dire, mais elles se situent à l'autre extrémité de la gamme : au lieu de ressentir l'émerveillement, la fierté, le sentiment d'accomplissement, le bonheur escomptés, vous vous sentez souvent triste, vide, cou-pable, incompétent, frustré, anxieux, en colère…

Vous aviez rêvé de jouer, vous et votre conjoint ou conjointe, les premiers rôles auprès de votre bébé d'amour. Au lieu de ça, vous vous sentez mis de côté. Les médecins et les infirmières, qui détiennent les connaissances et le savoir-faire, en ont pris ins-tantanément possession. Eux semblent tout à fait à l'aise dans leur univers, mais vous, vraiment pas, mais alors pas du tout ! Ce sont eux qui vous mettent au courant de son état, qui vous disent quoi faire, c'est-à-dire au début pas grand-chose, et surtout, quoi ne *pas* faire. Pas moyen de prendre votre bébé dans vos bras et de le bercer pour vous consoler tous les deux de ce qui est arrivé, ni même parfois de l'embrasser ou de le toucher sans leur autorisation. Entre vous et votre bébé, soudain, il y a ces intermédiaires, indispensables certes, très compétents, souvent formidables, mais des intermédiaires quand même. Et, barrière supplémentaire, cet incubateur en plexiglas qui vous sépare de votre enfant. Il est né, mais paradoxalement, vous êtes moins proche de lui que pendant la grossesse… Vous avez beau être raisonnable, le manque de contacts physiques avec votre nouveau-né est terriblement frustrant.

Une maman se sentait totalement en manque : en manque des coups de pieds que son bébé né à 26 semaines de grossesse commençait à lui donner, en manque de son odeur, de la chaleur de son corps tout contre le sien… En manque de tout ce qui fait qu'un mammifère reconnaît un petit comme étant le sien.

Dès lors, comment s'étonner que bébé vous semble un inconnu au début ? Est-ce vraiment le vôtre ? L'aimez-vous ? Vous n'en êtes pas toujours sûrs… En fait, vous l'aimiez déjà pendant la grossesse, mais là, c'est comme si cet amour, sur le coup du stress, vous ne le ressentiez plus toujours. Vous êtes plusieurs à vous demander comment un lien privilégié peut réussir à s'établir dans des conditions si adverses. Mais vous avez souvent des préoccupations plus immédiates : votre bébé va-t-il survivre ? Que va-t-il advenir de lui dans une heure, demain ?

Une question s'immisce dans le cerveau de certains parents : ne vaudrait-il pas mieux que ce trop petit bébé décède ? Or, si on fait des enfants, c'est bien souvent parce qu'on les a désirés. C'est pour les voir grandir et les accompagner sur le chemin de la vie, et non pour assister, impuissants, à leur départ de cette terre dès leur arrivée… Ces questionnements ambivalents vous bouleversent. Vous n'auriez jamais pensé avoir des idées pareilles ! La situation que vous vivez est tellement contre nature et ça vous révolte bien souvent. Il arrive aussi qu'au contraire, l'amour soit instantané.

Un papa qui pensait, alors que son fils venait de naître à 24 semaines de grossesse, qu'il verrait un fœtus gluant, a été très étonné et émerveillé de découvrir que son enfant était fini, du moins de l'extérieur. Il s'agissait d'un bébé minuscule, d'accord, mais bien proportionné et complet, qui avait même des ongles et des cheveux. Il était brun, longiligne, bref, il avait sa physionomie à lui, le papa, et ça lui faisait quelque chose.

D'autres parents, tout comme ce père, ressentent dès le premier regard leur bébé comme le leur. Ils croient d'emblée en lui,
rapidement ils s'adaptent, psychologiquement, à son miniformat
et ils lui vouent une admiration sans bornes. Ils ressentent de la
fierté. Cependant, c'est loin d'être toujours le cas durant les
premiers jours.

Un papa aux premières loges

Il arrive que le père soit autorisé à accompagner son enfant
aux soins intensifs néonatals. Cependant, la plupart du temps,
ce n'est pas le cas. En effet, l'équipe médicale occupe tout l'espace
et a besoin de toute son attention pour dispenser les soins requis
par le bébé. Les minutes qui s'égrènent peuvent sembler une
éternité. En général, il s'écoule entre une demi-heure et deux
heures avant que les parents ne soient autorisés à se rendre au
chevet de leur bébé aux soins intensifs. C'est le père qui, la plupart du temps, effectue cette toute première visite. Bien souvent,
il joue un rôle d'intermédiaire entre sa conjointe, son bébé et les
soignants qui s'occupent de lui. Des études ont montré qu'il visite
jusqu'à cinq fois l'enfant avant que la mère ne vienne pour la
première fois.

Vous pouvez, cher papa, avoir l'impression de jouer un rôle
privilégié : en effet, vous êtes le premier à aller voir votre bébé, et
ce — parfois — pendant quelques jours. Vous vous retrouvez aux
premières loges alors que, lors d'une naissance à terme, la maman
prend d'emblée une très grande place auprès de son nouveau-né.
Votre tâche de messager auprès de votre conjointe, les allers-
retours que vous effectuez entre la chambre de celle-ci et l'unité
néonatale peuvent vous confirmer dans l'importance de votre rôle.
En effet, vous jouez un rôle de messager en ce qui concerne :

- les renseignements médicaux (état de santé, soins, traitements) ;
- l'environnement dans lequel se trouve votre bébé ;
- ses caractéristiques physiques ;
- les comportements de l'équipe médicale vis-à-vis de votre
  bébé ;
- les réponses à vos questions et à celles que vous a transmises
  votre conjointe.

Vous pouvez être heureux d'apporter de bonnes nouvelles à
votre conjointe : bébé vit, il va bien, il est beau. Vous cherchez à

vous faire rassurant. Vous êtes le premier à lui présenter votre enfant et à lui apporter des photos.

Dans d'autres cas, vous vous sentez plutôt dépassé par les événements et trouvez inconfortable votre position d'intermé-diaire. Parfois, vous êtes le décideur des premiers gestes et devrez porter le poids de ces décisions-là. Vous êtes le premier à cons-tater les complications, à surprendre les gestes intrusifs sur votre enfant, la détresse de celui-ci… Non seulement vous avez dû vous rendre seul au chevet de votre bébé, mais vous avez une deuxième épreuve à traverser, surtout quand vous êtes le porteur de mau-vaises nouvelles ou d'une totale incertitude : affronter l'anxiété et les questions de votre conjointe. Il arrive que le père se sente écartelé entre ses propres craintes et son souhait de protéger sa conjointe déjà si durement éprouvée et, par conséquent, de la rassurer.

Vous avez besoin d'être reconnu par l'équipe médicale dans votre rôle de père. Non, vous ne remplacez pas votre conjointe au chevet de votre enfant. Votre place est tout naturellement là, comme elle continuera à l'être lorsque la maman viendra, à son tour, rendre visite à son enfant.

Lors de leurs premières visites, certains pères, touchés et fascinés par ce tout petit bébé qui est le leur, le regardent, le caressent et lui parlent. D'autres, par contre, sont davantage portés à échanger avec le personnel médical au sujet de l'état de santé de l'enfant.

Une extra-terrestre parmi les mamans

On vous a transférée dans une chambre au service de gyné-cologie, loin des mamans. Comme si vous n'en étiez pas vraiment une. Ou encore on vous a laissée au service d'obstétrique, en maternité, mais vous êtes bien souvent obligée de partager la chambre avec une, deux ou même trois mères radieuses, qui allaitent leur poupon en pleine santé, le changent de couche et le bercent. Cette confrontation avec ce qui aurait pu être aug-mente encore votre impression d'avoir échoué. Vos bras sont vides, votre ventre aussi, sans parler de votre cœur. Il n'y a que vos yeux, parfois, à être remplis d'eau. Plénitude, qu'ils disaient… Vous manquez d'intimité pour vivre vos émotions, pour les partager avec votre conjoint et vos proches.

Maman-bébé : le choc de la réalité

Enceinte, vous vous attendiez à être bouleversée lorsque vous verriez votre nouveau-né, mais pas dans ce sens là. En effet, ce n'est pas un trop-plein d'émotions heureuses qui vous submerge, mais bien souvent le chagrin. Vous êtes atterrée. La plupart des mamans ont hâte d'aller voir leur bébé, de se rendre compte par elles-mêmes de la situation, de confronter à la réalité ce que leur a rapporté leur conjoint, les médecins et les infirmières. Néanmoins, cette première rencontre constitue bien souvent une expérience éprouvante.

En dévorant du regard les photos qu'on lui avait apportées, en attendant qu'elle soit en état de se rendre aux soins intensifs néonatals, la maman d'un petit garçon né à 26 semaines le trouvait bien proportionné et pas si petit que ça, puisqu'il occupait quasiment toute la surface des photos. Quelle chance! Ça l'aiderait à bien s'en sortir.

Le lendemain, lorsque l'infirmière lui a désigné un incubateur contenant un minuscule bébé et le lui a présenté comme étant le sien, elle a ressenti une véritable commotion : les photos, en ne rendant pas la taille du bébé, ne l'avaient absolument pas préparée à ce qu'elle allait voir.

Une autre maman, qui avait accouché à 29 semaines, s'étonnait qu'on la conduise en fauteuil roulant aux soins intensifs, alors qu'elle se pensait assez forte pour marcher jusque-là. Une fois devant l'incubateur, elle s'est rendu compte que si elle n'avait pas été assise dans son fauteuil, elle se serait tout simplement effondrée.

Une autre encore a demandé qu'on la reconduise immédiatement à sa chambre : elle ne se sentait pas bien du tout. Une autre est tombée de haut : depuis l'accouchement, elle flottait sur un nuage (il faut dire qu'elle avait reçu une médication pour l'aider à tenir le coup) — sa fille, née à 23 semaines de grossesse, était vivante et elle avait reçu un score d'APGAR honorable — mais elle a déchanté devant son micro-bébé intubé et branché de partout : non, ça n'allait vraiment pas si bien que ça...

Pour ces mères et pour plusieurs autres, c'est à ce moment que la culpabilité leur tombe vraiment dessus. Les mamans, fatiguées par tout ce qui est arrivé, se mettent parfois à pleurer au chevet de leur bébé ou tentent tant bien que mal de retenir leurs larmes.

Une maman qui s'était mise au défi de reconnaître son fils né à 32 semaines n'a pas été capable de le faire et s'est sentie une bien piètre mère.

D'autres, tétanisées, ne ressentent rien vis-à-vis du bébé qu'on désigne comme étant le leur. Et enfin, il y a des mamans qui s'émerveillent devant leur bébé et la force de vie qu'il manifeste. Et puis, que l'enfant soit vivant constitue déjà une victoire pour plusieurs parents quand la grossesse était à risque et que son issue était incertaine. Une main miniature qui se referme autour de leur doigt. Un regard d'une intensité incroyable qui croise le leur. Il n'en faut pas plus, parfois, pour qu'ils tombent amoureux de leur enfant.

Costaud ? Magnifique ? Tout est relatif...

Des parents trouvent leur nouveau-né adorable. Comme cette maman d'une petite fille née à 31 semaines qui était contente de constater qu'elle avait l'air d'un vrai bébé. Tout le monde lui répétait d'ailleurs que c'était un beau bébé. D'autres ne trouvent pas leur enfant beau (ce qui ajoute encore à la culpabilité des mamans...). Dans ce cas, ils sont parfois choqués d'entendre l'infirmière s'extasier sur la beauté de leur bébé. « Elle exagère », pensent-ils... « à moins qu'elle se moque carrément ? »

Quand une infirmière est venue lui annoncer qu'elle avait une grosse fille de 1 360 g, le mot « grosse » a résonné désagréablement aux oreilles de cette maman qui venait d'accoucher à 30 semaines de grossesse. Elle voulait rire d'elle ou quoi, cette infirmière ?

Non, rassurez-vous, ni celle-là ni les autres ne sont sadiques et ne cherchent à blesser davantage les parents déjà suffisamment éprouvés (vous n'avez pas besoin de ça !). Au contraire. Même si leurs paroles paraissent parfois maladroites, vu les circonstances, il faut se rendre compte du fait que les soignants de l'unité néo-natale côtoient ces bébés au quotidien depuis parfois 10, 15 ou 25 ans. Ils sont habitués à leur format. Ils trouvent souvent costauds les bébés de 2 000 grammes, de 1 500 grammes, voire de plus de 1 000 grammes... Ils peuvent qualifier avec enthousiasme de grand un bébé de 27 semaines qui mesure 2 cm de plus que la moyenne des bébés nés à cet âge gestationnel.

Leur échelle de référence est bien différente de la vôtre, vous qui — pour la première fois — êtes confrontés à la prématurité et n'aviez bien souvent jamais vu, auparavant, de si petit bébé ni même imaginé que cela soit possible. Les médecins et les infirmières sont capables de voir la beauté de ces petits êtres humains si touchants. De plus, ces dernières font en général tout ce qu'elles peuvent pour favoriser l'attachement parent-bébé. Alors, si une infirmière vous affirme que votre bébé, dont vous pensez qu'il pèse moins qu'un poulet, est superbe, ne le prenez pas mal. Sachez qu'elle est sincère, qu'elle a probablement un cœur d'or et souhaite vous réconforter.

Bébé au loin

Dans la mesure du possible, la mère est transférée avant l'accouchement dans un centre hospitalier comportant une unité néonatale. Bébé est ainsi accueilli dans les meilleures conditions possible. Cependant, il arrive régulièrement qu'une naissance prématurée se déroule en urgence dans un hôpital ne possédant pas de service de néonatologie. Le nouveau-né est alors transféré en ambulance dans un centre hospitalier de pointe. Pour des raisons de sécurité, le père n'est pas admis dans l'ambulance. En effet, le personnel médical doit pouvoir se consacrer entièrement au bébé. Vous, le papa, pouvez donc rester une heure aux côtés de votre conjointe avant de prendre la route pour aller voir votre enfant.

Les médecins, infirmières et inhalothérapeutes spécialisés en transfert néonatal sont habitués à dispenser des soins de haute qualité sur la route. Dans l'ambulance, ils restent en contact téléphonique avec l'équipe médicale qui s'apprête à prendre le relais. Celle-ci possède donc tous les renseignements pertinents pour intervenir dès l'instant où l'ambulance arrivera à destination.

Bien des mères vivent l'accouchement prématuré comme un arrachement. Dès lors, il n'est pas étonnant que vous ressentiez comme une autre séparation déchirante le fait que votre bébé, qui est né depuis à peine une demi-heure ou une heure, soit emmené dans un autre hôpital, situé parfois au loin. Cette situation accentue encore les sentiments de stress, d'irréalité et de vide. *Une maman dont la petite fille venait de naître à 23 semaines était désemparée par le fait que la belle connivence qu'elle avait établie avec son bébé, quand il se trouvait dans son ventre, s'était interrompue brutalement. Elle avait beau se trouver physiquement à l'hôpital, mentalement, elle était à 175 km de là, aux soins intensifs…*

Les longs trajets ne sont pas toujours recommandés pour la nouvelle accouchée, notamment lorsqu'elle a subi une césarienne ou que sa condition médicale a été mise à rude épreuve par une prééclampsie ou une hémorragie, par exemple. Au moins, vous pouvez, en tout temps, prendre des nouvelles de votre bébé par téléphone. La plupart du temps, votre conjoint se rend en éclaireur au chevet de votre tout-petit. Néanmoins, même s'il vous donne tous les renseignements le concernant et vous ramène des photos, il est conseillé que vous aussi alliez voir votre enfant le plus rapidement possible. Ceci vous permettra de vous débar- rasser d'un sentiment d'irréalité, mais aussi et surtout de faire connaissance avec votre bébé et de continuer à vous attacher à lui. Quant au petit, il a besoin de son papa et de sa maman.

Un tire-lait à la place de bébé

Si vous aviez projeté de mettre votre enfant au sein dans les minutes suivant la naissance, vous avez dû, encore une fois, déchanter. Pour un certain temps du moins, vous ne pourrez pas l'allaiter. Vous aviez plutôt opté, pendant la grossesse, pour le biberon ? Ou alors vous n'aviez pas encore pris de décision à ce sujet ? Et voilà qu'une infirmière vient vous demander, alors que vous êtes encore sous le choc et que vous ne savez parfois même pas si votre bébé va passer la journée, si vous souhaitez tirer votre lait… Elle vous présente un tire-lait électrique (encore une machine !) et vous vante les mérites de l'extraction simultanée des deux seins. Voilà une pratique que vous n'aviez sans doute jamais envisagée auparavant et pour laquelle vous ne vous sentez pas préparée. Comment ça va fonctionner ? Vais-je arriver à exprimer assez de lait ? Pendant des jours et des semaines ? Et si je souhaitais allaiter mon bébé, pendant suffisamment de temps pour tenter, un jour, de le mettre au sein ? Ou vais-je échouer, une fois de plus…

Plusieurs mamans trouvent contre nature d'avoir affaire à une machine au lieu de sentir leur bébé, tout chaud contre elles, téter vigoureusement. Elles sont parfois tristes au point d'avoir envie de pleurer, les premières fois qu'elles s'installent avec le tire-lait. Évidemment, allaiter son bébé est bien plus agréable. Néanmoins, conscientes d'aider leur tout-petit à combattre vaillamment, elles persévèrent. Elles finissent par s'habituer au tire-lait et à le consi- dérer comme un allié. Le lait religieusement recueilli dans un petit contenant devient un précieux cadeau destiné à l'enfant. De nombreuses mères ont mentionné qu'elles se sentaient utiles et trouvaient ainsi un sens à leur maternité. Pour la décision d'exprimer son lait pour son bébé, voir *Donner son lait à bébé*, en page 57.

Annoncer la nouvelle

Lorsqu'on devient le parent d'un bébé à terme et en bonne santé, c'est avec fébrilité qu'on compose le numéro de téléphone de ses proches pour leur faire part du grand événement ! Ceux-ci poussent des cris de joie. On leur dévoile alors, avec une fierté non dissimulée, le sexe du bébé et son prénom, ainsi que son poids de naissance. À l'autre bout du fil, on s'extasie. On reçoit des dizaines de félicitations et de nombreuses visites, on présente la huitième merveille du monde, bref, on est le point de mire de la famille et de l'entourage… Ces rituels entourant la naissance constituent des moments bien excitants pour tout parent qui a un nouveau-né. Vous, vous n'avez peut-être pas vraiment envie d'appeler. Comment, en effet, annoncer cette nouvelle déroutante et parfois terrible à la famille, à vos amis, aux collègues ?

Lorsque vous vous y résolvez, vos proches se montrent incré-dules ou consternés. *La famille du côté maternel était au courant que leur fille avait été admise en urgence au CHU, mais sans saisir la portée réelle de ce qui allait se produire. Par contre, les parents du nouveau papa, qui habitent à l'autre bout du pays, ignoraient tout des derniers événements. Il est sorti de l'hôpital avec son télé-phone portable pour décharger une partie de son stress et de son inquiétude et leur annoncer, avec une pointe de joie, qu'ils sont devenus des grands-parents. Il a composé le numéro de sa maman. Qui, davantage qu'une maman, peut comprendre ces événements ? Sa fille a une heure d'existence et bientôt elle va exister pour toute une famille. Bien sûr, l'annonce brutale de cette naissance très prématurée provoque un effet terrible aux oreilles de ses interlocu-teurs successifs. Tous tombent des nues, éclatent en sanglots ou hésitent même à le croire. Ce papa laisse alors le soin à leurs parents proches de propager la nouvelle dans leurs familles respectives.*

C'est parfois tout juste si vos interlocuteurs ne vous offrent pas leurs condoléances. Ou alors, au contraire, ils ne se rendent pas compte du tout de la gravité de la situation et font comme si de rien n'était. Bref, alors qu'une naissance est censée rappro-cher les gens autour de la nouvelle petite famille ou de la famille qui s'agrandit, l'arrivée inopinée de votre enfant à vous a parfois comme effet de vous isoler. En effet, plusieurs parents se sentent incompris, même par leurs propres parents, et seuls au monde, seuls avec leur peine, leurs craintes et leur si petit bébé.

Des mamans sont tristes de ne pas recevoir de félicitations, de fleurs, de cartes ou de cadeaux pour leur enfant. Elles auraient souhaité que, même si le temps n'est pas aux réjouissances, même si on n'est même pas sûr que leur bébé survive, on souligne néanmoins sa naissance. *La mère d'une maman qui avait accouché à 29 semaines a été la première à lui offrir un cadeau de naissance. Il s'agissait d'un costume de baptême pour son bébé et ça lui a fait tellement plaisir et chaud au cœur !*

Bien entendu, vous n'êtes pas obligé d'annoncer l'événement à tout le monde le jour même ni le lendemain. Permettez-vous de choisir, avec votre conjoint, les personnes avec qui vous sou - haitez partager ce qui vient d'arriver, en commençant par les gens les plus proches et en qui vous avez confiance. Pour les autres, à part sans doute votre supérieur au travail, rien ne vous force à leur apprendre tout de suite que votre bébé, attendu pour le début février, est déjà né alors qu'on est encore en octobre. Vous pouvez attendre un meilleur moment pour le faire, quand vous vous en sentirez le courage et l'envie.

Revenir à la maison les mains vides

Les femmes qui accouchent à terme repartent fièrement de l'hôpital en compagnie de leur bébé. Quant à vous, chère maman, arrive le jour où vous devez quitter l'hôpital et retourner chez vous… en laissant votre bébé aux bons soins de l'équipe soi - gnante. Pour la plupart des mères, il s'agit d'un moment déchi - rant. Non seulement leur bébé ne se trouve plus à sa place, dans leur ventre, mais en outre, elles se trouveront bientôt à 10, 20, 50 ou 100 km de lui ! Le retour à la maison exacerbe souvent le sentiment que tout est allé de travers et que les événements se sont court-circuités, l'impression de ne plus savoir où on en est et d'être à part. On revient à la case départ, mais on ne reprend pas pour autant la vraie vie quotidienne. Quelques jours après la naissance prématurée, il s'agit d'une nouvelle étape souvent éprouvante, perçue par plusieurs comme une deuxième sépara - tion. Il se peut que vous aussi, comme d'autres, vous ayez la terrible sensation « d'abandonner » votre enfant à l'hôpital, du moins la veille et le jour même, avant que ne s'établisse une routine de visites à l'unité néonatale.

Apportez des photos de votre bébé à la maison. Et sachez qu'entre les visites, si vous ressentez trop cruellement l'éloigne - ment de votre tout-petit durant les premiers jours, rien ne vous empêche de téléphoner à l'unité néonatale pour prendre de ses nouvelles, par exemple le soir avant de vous coucher.

Malgré tout, certaines mamans reconnaissent des avantages à être la maison. *L'une d'entre elles, qui avait beaucoup pleuré à l'idée de se séparer de son bébé, a été contente de retrouver le confort de son lit. Et une autre, dont les sentiments étaient bloqués à l'hôpital, a pu trouver, à la maison, l'intimité nécessaire pour se laisser aller et pleurer tout son saoul.*

Pour vous non plus, le papa, il n'est pas facile de revenir seul à la maison, puis d'y ramener votre conjointe sans le ou les bébés. *Le papa de jumeaux nés à 34 semaines était content de retrouver enfin son lit et de pouvoir y prendre un peu de repos, mais aussitôt fait, il se sentait coupable et filait à l'hôpital auprès de sa femme et de ses fils. Un autre, papa de jumelles nées à 27 semaines, a été frappé de plein fouet par le vide à la maison lorsqu'il y est arrivé avec sa femme.*

Des préoccupations particulières

Les préoccupations des parents d'un nouveau-né à terme et en santé concernent bien souvent l'allaitement, les régurgitations, les soins au cordon ombilical, les coliques, le fait d'arriver à décoder les pleurs de son bébé ou encore le fait que la fatigue s'accumule avec les nuits entrecoupées. Les préoccupations sont bien différentes pour les parents d'un bébé né trop tôt. Le séjour à l'hôpital ne se calcule pas en jours, comme pour un nouveau-né à terme et en bonne santé, mais bien en semaines et même en mois ! Cela engendre des problèmes d'organisation et des dilemmes à propos du congé de maternité : le prendre mainte-nant pour pouvoir passer un maximum de temps au chevet de bébé ou le garder intact pour le moment où il arrivera enfin à la maison ? Voilà bien des soucis, surtout quand on a déjà un ou des aînés à la maison : comment planifier et mettre sur pied un horaire réaliste, qui permette de passer beaucoup de temps auprès de bébé, sans toutefois léser les aînés qui n'ont souvent que deux ou trois ans ?

Mais plus que de préoccupations, il s'agit souvent de réels sujets d'inquiétude. Durant les premiers jours, les parents de grands et surtout de très grands prématurés malades sont sou-vent en état de choc. Il y a la peur que bébé décède, peur de la sonnerie du téléphone, au cas où ce coup de fil proviendrait de l'hôpital et qu'il s'agirait d'une mauvaise, voire d'une terrible nouvelle. Peur, lorsqu'on se réveille en sursaut : bébé est-il encore en vie ? Comment a-t-il passé la nuit ? Peur des complications à court comme à long terme. Peur de ce qu'apportera le lendemain. Peur de sa petite taille. Peur de sa fragilité. Peur de ne pas arriver à s'attacher à lui. Tristesse et impuissance d'assister à sa lutte, tout seul, dans son incubateur. Peine de savoir qu'il souffre. Envie, mêlée de peur, de tenir son bébé si petit, si léger et si fragile, et bien souvent rattaché à des tubes et des fils. Peur de le laisser tomber. De ne pas savoir s'y prendre.

■ DES MONTAGNES RUSSES ÉMOTIONNELLES

Tout est anormal, dans la naissance prématurée d'un bébé. Cependant, ne croyez pas que vos sentiments, eux, soient anormaux, parce qu'ils sont bien différents de ceux d'une naissance sans histoire. Au contraire, que ce soit votre tristesse, vos pleurs, votre colère, votre anesthésie émotionnelle, votre ambivalence envers bébé, le fait que celui-ci vous semble parfois un inconnu, le refus de vous attacher à lui au cas où il ne survivrait pas… tout est normal, même ce qui vous paraît vertigineux et dont vous n'osez parler à personne, vu la situation inhabituelle dans laquelle vous êtes plongés, votre bébé et vous. Lors d'une naissance prématurée, certains parents comparent les événements vécus à la traversée d'un océan. Eux se trouvent dans une petite barque oscillant à la moindre vague, tandis que l'équipe médicale effectue, elle, la traversée dans un paquebot dernier cri. Ses membres ne ressentent donc pas les remous qui vous déstabilisent. Arrivée sur la rive (étape qui correspond au congé du bébé), l'équipe remet celui-ci à ses parents, épuisés par une telle aventure, mais qui doivent prendre maintenant le relais.

CHAPITRE 2

Que peut-il arriver à mon bébé?

Un bébé est à terme lorsqu'il naît entre 37 et 42 semaines de grossesse. Avant, il est prématuré.

Le degré de prématurité

- Né entre 33 et 36 semaines, pas loin de son terme, bébé est qualifié simplement de prématuré. Il peut présenter une légère immaturité respiratoire et faire quelques apnées-bradycardies (voir en page 37). Souvent, il a encore besoin — pendant une courte période — qu'on l'aide à conserver sa chaleur dans un incubateur ou peau à peau, contre sa maman ou son papa. Généralement capable de téter ou proche d'acquérir cette compétence, il manque parfois encore d'un peu de coordination lors du boire. La plupart du temps, un bébé né à 35 ou 36 semaines de grossesse peut, s'il va bien, quitter l'hôpital en même temps que sa maman. Le bébé prématuré né à 33 semaines de grossesse ou plus présente certains risques d'être malade en période néonatale et de conserver des séquelles de sa prématurité (risques de 2 à 5 fois plus élevés que chez l'enfant à terme). Tout en n'étant pas très marqué, ce risque reste une réalité pour quelques parents et enfants qui ont eu moins de chance que d'autres.

  Une maman, dont les enfants, nés à 36, 35 et 33 semaines, conservent de nombreuses «petites» séquelles, constate avec amertume que les «simples» prématurés semblent les grands oubliés. Lorsqu'elle consulte, on a tendance à la considérer comme une mère trop inquiète et à prendre ses remarques à la légère: «Vous savez, vos enfants étaient presque à terme... Il y en a qui sont bien plus mal pris que les vôtres!» Sous-entendu: «De quoi vous plaignez-vous?»

  Cependant, la prématurité, quel qu'en soit le degré, n'est jamais à prendre à la légère. *Une autre maman l'a appris également: son fils, né à 33 semaines, souffre de paralysie cérébrale. Il faut dire qu'il a connu des complications sévères à la naissance.* En général, les «simples» prématurés, qui pèsent souvent deux kilos ou plus, sont considérés comme les « grands gaillards » de l'unité néonatale par les infirmières qui en ont vu d'autres et qui souhaitent gentiment encourager et rassurer les parents. Cela n'exclut pas que, pour certains de ces derniers, il s'agit d'une catastrophe, du moins sur le moment. Heureusement, pour nombre de familles, tout finit par rentrer dans l'ordre et bientôt, la prématurité ne constitue plus qu'un mauvais souvenir.

• Un bébé né entre 29 et 32 semaines de grossesse est un grand prématuré. Il fait des apnées-bradycardies et, souvent, il a besoin d'un apport supplémentaire en oxygène. Incapable de conserver sa chaleur, il séjourne dans un incubateur. Comme il n'est pas encore capable de boire, on l'alimente par gavage. On lui donne du lait au moyen d'un tube fin, que l'on fait glisser par sa bouche jusque dans son estomac.

• Le très grand prématuré est né à 28 semaines de grossesse et moins. Entièrement dépendant de la technologie médicale, il est — la plupart du temps — intubé et branché sur un respirateur. Généralement, il reçoit une hyperalimentation intraveineuse avant de pouvoir être nourri par gavage. On lui administre de nombreux médicaments. Il présente bien souvent une série de problèmes de santé en période néonatale. L'équipe médicale, qui ne sait malheureusement pas, au départ, lesquels surviendront, reste à l'affût de ces complications afin d'être en mesure de réagir le plus rapidement possible. Plus le bébé est immature, plus il risque de subir des complications durant son séjour à l'hôpital et de garder des séquelles à long terme. Si l'on considère les grands prématurés et très grands prématurés, ce risque est de 50 à 80 fois supérieur au risque encouru par un nouveau-né à terme.

À la limite de la viabilité

Aujourd'hui, on considère que 22 semaines de grossesse est l'extrême limite de la viabilité. Selon des chiffres datant de 2006, un bébé naissant à 23 semaines de grossesse a 20 % de chances de survivre au Royaume-Uni et 40 % en Norvège. À 24 semaines, il a 35 % de chances de survivre au Royame-Uni et 60 % en Norvège. Pour un bébé né à 25 semaines de grossesse, le taux de survie grimpe à 52 % au Royame-Uni et à 80 % en Norvège. Cependant, plusieurs de ces enfants gardent des séquelles majeures de leur prématurité extrême. Il existe aujourd'hui des statistiques à ce sujet. Ces naissances engendrent donc bien des questionnements éthiques. Jusqu'où aller ? Où commence l'acharnement thérapeutique ? Doit-on, à tout prix, sauver un bébé ou tenir compte de sa qualité de vie et de celle de sa famille, plus tard ?

Si, aux États-Unis et au Canada, on tente, dans certains centres hospitaliers, de réanimer et de maintenir en vie des bébés à partir de 22 semaines de grossesse, dans d'autres hôpitaux et d'autres pays occidentaux, on se montre de plus en plus conservateur, notamment à l'égard des bébés nés à moins de 25 semaines. Ainsi, la Hollande est le seul pays au monde à avoir légalisé l'âge minimum de la réanimation à 25 semaines.

D'une part, les prouesses médicales ont permis d'abaisser l'âge de la viabilité jusqu'à la moitié de la grossesse, ou à peine plus. On sauve donc des bébés de plus en plus petits au prix de certaines conséquences. D'autre part, les parents veulent de plus en plus être informés, notamment de ces conséquences, et ils veulent être considérés comme des partenaires à part entière dans les soins et les décisions à prendre (voir *Une décision déchirante*, en page 91).

En 1994, la Société canadienne de pédiatrie a émis des lignes directrices sur la réanimation en salle d'accouchement et le traitement des enfants naissant à un âge gestationnel extrêmement bas. Elle ne recommande pas la réanimation et le traitement de bébés dont l'âge gestationnel est de moins de 23 semaines complétées de grossesse. En ce qui concerne les bébés dont l'âge gestationnel se situe entre 23 et 24 semaines complétées, elle recommande que les parents aient le choix de faire ou non réanimer et traiter leur bébé. Par ailleurs, elle recommande vivement le traitement des bébés dont l'âge gestationnel est de 25 semaines complétées ou plus. À noter : ces recommandations n'ont pas force de loi. Plus un bébé naît loin de son terme, plus ses organes sont immatures, et par conséquent ses systèmes nerveux, cardiorespiratoire, circulatoire et immunitaire, ainsi que la régulation de sa température. À l'exception de problèmes additionnels, par exemple des anomalies congénitales, les complications découlant de la prématurité en période néonatale résultent toutes de cette immaturité. Voici les plus fréquentes.

Le syndrome de détresse respiratoire

Ce syndrome est aussi appelé « maladie des membranes hyalines ». Lorsqu'un bébé naît avant terme, ses poumons n'ont pas

encore achevé leur développement. Ils sont plus petits et possèdent moins d'alvéoles pulmonaires que les poumons d'un nouveau-né à terme. De plus, ces alvéoles ont du mal à se déplisser,
à rester ouvertes et à ne pas s'affaisser. Cela peut être dû au fait
que le bébé prématuré :

- ne produit pas encore assez de surfactant pour suffire à ses
  besoins. Le surfactant est une substance qui, tapissant les
  parois des alvéoles pulmonaires, a pour fonction de les garder
  ouvertes afin de recevoir l'air ;
- a des poumons qui contiennent moins d'alvéoles pulmonaires
  que le bébé à terme ;
- le thorax est moins rigide, de sorte qu'il écrase le poumon et
  l'empêche de bien se dilater ;
- les muscles intercostaux et le muscle diaphragmatique sont
  moins forts et moins tolérants à la fatigue.

Résultat : le bébé respire avec difficulté et sa fréquence respiratoire est rapide. Il cherche son air, devient mal coloré et émet
un son qui ressemble à une plainte expiratoire. Sa paroi thoracique se creuse entre les côtes ; on dit qu'il fait du tirage.

Suivant que son syndrome de détresse respiratoire est léger,
modéré ou sévère, le bébé reçoit un apport d'oxygène supplémentaire :

- dans une cage faciale en plexiglas ou dans un sac en plastique
  adapté à cet effet ;
- à l'aide d'un respirateur par CPAP nasal. Le mélange d'oxygène et d'air requis par le bébé lui est insufflé dans une de ses
  narines, par une courte canule. Ce tube est branché au respirateur. Bébé peut aussi bénéficier de la pression constante du
  CPAP, grâce à un masque nasal ou à une lunette nasale bran-
  chée au respirateur. Dans ce dernier cas, on introduit dans
  chaque narine une courte canule que l'on fixe sous son nez.
  Si ces canules distribuent le mélange d'oxygène et d'air requis,
  le bébé respire cependant seul, sans aide respiratoire. La technique du CPAP aide à diminuer les besoins d'oxygène, à
  ralentir la progression de la maladie pulmonaire et à accélérer
  sa résolution ;
- à l'aide d'un respirateur à ventilation assistée. On intube alors
  le bébé dont le syndrome de détresse respiratoire est plus
  sévère (besoins en oxygène élevés, sévères épisodes d'apnée-
  bradycardie ou respiration pas suffisamment efficace). Par une
  narine ou par la bouche, on introduit un tube endotrachéal
  dans sa trachée. On branche un respirateur à ce tube, ce qui

permet de ventiler mécaniquement le bébé. Le respirateur est soit classique soit à haute fréquence. Le respirateur classique insuffle dans les poumons du bébé le mélange d'oxygène et d'air requis, d'après un nombre de respirations par minute préétabli selon l'état respiratoire du bébé. Quant au respirateur à haute fréquence, il insuffle dans les poumons du bébé de très petits volumes du mélange d'oxygène et d'air, à une fréquence très élevée, en moyenne entre 150 et 900 insufflations par minute. À cette vitesse, les molécules du mélange oscillent dans les poumons, ce qui oxygène le bébé. Le corps du bébé vibre alors; heureusement, ce n'est pas douloureux, mais au contraire plutôt relaxant.

Lorsqu'un bébé est placé sous respirateur, il est nécessaire d'aspirer régulièrement les sécrétions qui s'accumulent dans sa trachée en introduisant un cathéter à succion dans le tube endotrachéal. Quand le néonatologiste constate une réelle amélioration de la composition des gaz sanguins, il baisse progressivement les paramètres du respirateur, jusqu'au sevrage complet de l'appareil. On procède alors à l'extubation.

Le syndrome de détresse respiratoire connaît deux évolutions possibles. Chez certains bébés, les poumons, en se développant, produisent leur propre surfactant et guérissent rapidement. Chez d'autres, même si leurs poumons produisent eux aussi du surfactant, le syndrome de détresse respiratoire évolue vers une dysplasie broncho-pulmonaire.

La dysplasie broncho-pulmonaire

Une réaction particulière des poumons peut être occasionnée par :

- l'oxygénothérapie et la pression du respirateur, par ailleurs indispensables à l'oxygénation adéquate du bébé et bien souvent à sa survie ;
- l'immaturité pulmonaire. Les mécanismes de protection du bébé devant l'oxygène qu'il reçoit ne sont pas encore bien développés. En effet, en réagissant avec certains produits des alvéoles pulmonaires, la molécule d'oxygène crée de l'inflammation. Chez le bébé prématuré, la capacité anti-inflammatoire est moindre et l'oxygène devient dommageable, notamment pour les poumons. Résultat : l'inflammation crée des dommages aux poumons qui font du tissu cicatriciel et se

développent ainsi de façon anormale. Ils ne travaillent donc pas tout à fait comme ils le devraient. La portion affectée du poumon peut être localisée ou plus importante.

Le bébé né à 32 semaines ou moins et ayant encore besoin d'oxygène supplémentaire à 28 jours de vie reçoit un diagnostic de dysplasie broncho-pulmonaire. On classe celle-ci de légère à sévère :

- elle est **légère** quand, à 36 semaines d'âge postconceptionnel, bébé ne reçoit plus de supplément d'oxygène ;
- elle est **modérée** quand, à 36 semaines d'âge postconceptionnel, il reçoit entre 21 et 30 % d'oxygène ;
- elle est **sévère** quand, à 36 semaines d'âge postconceptionnel, il continue à recevoir plus de 30 % d'oxygène ou une ventilation mécanique.

Le bébé qui présente une dysplasie broncho-pulmonaire :

- éprouve de la difficulté à se passer d'oxygénothérapie ;
- fait du tirage, signe qu'il fait des efforts pour respirer. Sa cage thoracique se creuse entre les côtes. Il peut aussi tousser et avoir une respiration bruyante ou sifflante. Dans de rares cas, le bébé reçoit encore de l'oxygène par lunette nasale lorsqu'il quitte l'hôpital et retourne à la maison. Les traitements respiratoires (physiothérapie respiratoire et médication, comprenant diurétiques, bronchodilatateurs, anti-inflammatoires, etc.) sont une affaire de cas par cas.
- éprouve souvent de la difficulté à prendre du poids, d'une part parce qu'il a de la difficulté à téter, à avaler et à respirer en même temps, et que le fait de boire lui demande un travail énorme qui le fatigue, et d'autre part parce qu'il brûle beaucoup de calories pour respirer et guérir ;
- risque plus que les autres de présenter des complications lors d'infections des voies respiratoires et de devoir être réhospitalisé pour cette raison. Il est recommandé de vacciner contre la grippe le bébé ayant présenté des complications pulmonaires, mais aussi sa famille ainsi que sa gardienne. Bébé est également vacciné contre le VRS (virus respiratoire syncytial), causant la bronchiolite, une maladie très dangereuse pour lui.
- risque davantage que les autres de présenter un retard de développement et des atteintes motrices et neurologiques, pas parce que sa maladie pulmonaire en est la cause, mais parce qu'elle reflète des complications néonatales.

■ En grandissant, les enfants diagnostiqués comme ayant la dysplasie broncho-pulmonaire présentent une fragilité pulmonaire qui se manifeste surtout par :

- de la réactivité bronchique s'apparentant à l'asthme et nécessitant un traitement par broncho-dilatateurs ;
- de l'infection des voies respiratoires supérieures (grippes, rhumes qui traînent et se transforment en pneumonie).

Même si la phase de récupération peut s'échelonner sur plus de deux ans, l'état des enfants atteints s'améliore presque toujours avec le temps. Au fur et à mesure que l'enfant grandit, il se forme davantage de tissu pulmonaire, ■ ce qui aide le poumon endommagé à guérir.

Le pneumothorax

Le tissu pulmonaire du bébé prématuré est fragile. Il arrive qu'une ou des alvéoles pulmonaires se rompent, entraînant la diffusion de l'air autour d'un ou des deux poumons (dans ce cas, on parle d'un pneumothorax bilatéral). Lorsqu'il y a une grande quantité d'air emprisonné qui comprime le poumon, celui-ci peut s'affaisser. Le manque d'oxygène occasionne des modifications de coloration de la peau de bébé, qui peut devenir bleu. Pour remédier à cette situation d'urgence, l'équipe médicale procède à l'installation d'un drain thoracique : on place un tube fin dans l'espace se situant entre le poumon et la cage thoracique, afin de permettre à l'air de s'échapper à l'extérieur et au poumon de reprendre de l'expansion. De plus, il est parfois nécessaire de procéder à une ponction thoracique, qui consiste à retirer de l'air à l'aide d'une aiguille. Heureusement, ces dernières années, le risque de faire un pneumothorax a diminué de beaucoup grâce à l'utilisation du surfactant, associée à une utilisation judicieuse du respirateur.

Les apnées-bradycardies

Un bébé né à 34 semaines et moins présente en général des apnées, des pauses respiratoires de vingt secondes et plus. Il peut aussi, notamment, après une apnée, faire une bradycardie, qui consiste en un ralentissement de la fréquence cardiaque. Chez un bébé prématuré, cette fréquence s'établit généralement entre 120 et 180 battements à la minute. Dans les cas d'apnées-bradycardies, elle chute de 60 à 100 battements à la minute. Or, quand le cœur du bébé bat deux fois moins vite, le volume sanguin parvenant aux organes est moindre.

Les apnées-bradycardies peuvent donc s'accompagner :

* de désaturation : une diminution du taux d'oxygène dans le sang du bébé ;
* de cyanose : le sang étant moins oxygéné, bébé prend une coloration bleutée.

Un moniteur cardiorespiratoire surveille en permanence les fréquences cardiaque et respiratoire du bébé risquant de faire des apnées-bradycardies. De plus, un saturomètre reflète le taux d'oxygène dans le sang.

Lorsque le bébé arrête de respirer, que sa fréquence cardiaque faiblit ou que son taux d'oxygène sanguin est trop faible :

* l'alarme du moniteur se déclenche ;
* un membre de l'équipe médicale stimule le bébé. Celui-ci recommence à respirer et sa fréquence cardiaque se rétablit. Souvent, il arrive qu'avant même d'avoir reçu la moindre stimulation, bébé reprend seul sa respiration, son rythme cardiaque se rétablit et le taux d'oxygène dans son sang se normalise ;
* lorsqu'une apnée se prolonge et que la stimulation tactile s'avère insuffisante, ce qui est rare, le personnel médical donne alors de l'oxygène au bébé cyanosé, à l'aide d'un masque et d'un ballon. Quand bébé est sous respirateur, il est parfois nécessaire, en plus de la stimulation, d'augmenter la concentration en oxygène. La cyanose disparaît lorsqu'il recommence à respirer normalement, qu'il retrouve une fréquence cardiaque normale ou encore que le taux d'oxygène dans son sang est adéquat ;
* le bébé faisant régulièrement des épisodes d'apnées-bradycardies est traité à la caféine ou par un autre médicament qui stimule le cerveau et régularise l'influx nerveux envoyé au cœur et aux poumons. Parfois, les parents notent que ces stimulants du système nerveux central rendent leur bébé nerveux et irritable. Cependant, ces effets secondaires sont minimes en comparaison des avantages à utiliser cette médication ;
* un bébé qui ne reçoit pas d'oxygène supplémentaire et qui, malgré la médication, continue à faire de nombreux épisodes d'apnées-bradycardies est placé sous CPAP nasal (ou pression

continue : de l'anglais « continuous positive airway pressure »), sous ventilation nasale ou encore sous respirateur, cela dans le but de soutenir sa respiration et d'éviter qu'il ne se fatigue davantage.

La fréquence des apnées-bradycardies tend à diminuer à mesure que le système nerveux central et le système cardio-respiratoire du bébé se développent. Elles disparaissent généralement autour de la 35e semaine d'âge postconceptionnel et durent rarement au-delà de la 40e semaine.

Une augmentation marquée de la fréquence et de la sévérité des apnées-bradycardies peut être le symptôme que le bébé fait un reflux gastro-œsophagien, de l'hyperthermie, de l'hypothermie, de l'hypoglycémie, une hémorragie cérébrale ou une autre complication.

La persistance du canal artériel

In utero, comme les poumons du fœtus ne sont pas encore en fonction, c'est le placenta qui est chargé d'oxygéner le sang. Le canal artériel, un petit vaisseau reliant l'artère pulmonaire à l'aorte, dérive donc vers le placenta le sang qui devrait se rendre aux poumons. À la naissance, dès que l'on coupe le cordon ombilical reliant le nouveau-né au placenta, les poumons prennent le relais de l'oxygénation. Le canal artériel se referme rapidement, n'ayant plus de raison d'être. Or, chez le bébé prématuré, ce canal reste parfois ouvert après la naissance ou encore il se ferme et s'ouvre à nouveau dans les semaines qui suivent. L'incidence de la persistance du canal artériel est de 7,5 % chez les bébés nés entre 29 et 32 semaines et de 42 % chez ceux qui sont nés à 28 semaines et moins.

L'ouverture du canal artériel permet le passage anormal du sang de l'aorte vers les vaisseaux pulmonaires. Les poumons du bébé, trop irrigués de sang, deviennent congestionnés. De plus, de l'eau s'accumule dans ses poumons. Ils fonctionnent donc avec moins d'efficacité, ce qui entraîne une détérioration de l'état de l'enfant. Enfin, le cœur se fatigue, car il doit travailler davantage pour faire circuler le sang.

La présence de certains signes cliniques met la puce à l'oreille des soignants. Dans ce cas, une échographie cardiaque permet de diagnostiquer un canal artériel ouvert. Pour éviter que bébé ne fasse un œdème pulmonaire ou une défaillance cardiaque, on lui administre une médication visant à refermer le canal artériel.

La plupart du temps, ce traitement est efficace. Parfois, on donne au bébé une médication destinée à réduire la quantité d'eau accumulée dans ses poumons. Ainsi, l'enfant respire mieux. Cette médication protège également les reins des effets secondaires de la médication servant à fermer le canal. Dans les cas où le canal artériel du bébé ne répond pas à la médication, une chirurgie s'impose, en l'occurrence la ligature du canal artériel.

La jaunisse

La jaunisse (aussi appelée ictère ou hyperbilirubinémie) consiste en un dépôt de pigments de bilirubine dans les tissus d'un nouveau-né à terme ou prématuré. La bilirubine est le produit de la dégradation de l'hémoglobine contenue dans les globules rouges. Normalement, la bilirubine traverse le foie qui en transforme les molécules afin que celles-ci puissent être éliminées par les reins et les intestins. Lorsque le foie encore immature n'est pas en mesure de bien accomplir son travail, la concentration de bilirubine dans le sang augmente. Cette substance se dépose alors dans les tissus. La peau et le blanc des yeux prennent une teinte jaune. L'ictère apparaît d'abord sur le visage et les muqueuses de la bouche pour s'étendre ensuite progressivement au reste du corps.

Chez le nouveau-né prématuré, le degré de jaunisse est en général plus élevé et sa durée plus longue en raison de l'immaturité plus marquée du foie.

- Il arrive qu'on détermine la concentration de bilirubine au moyen d'un bilirubinomètre, une cellule photo-électrique qui, appliquée sur la peau du bébé, calcule le taux de bilirubine dans le sang. Cependant, un prélèvement sanguin s'avère souvent nécessaire pour obtenir une mesure plus précise. Dans bien des unités néonatales, le test sanguin prévaut pour calculer la concentration de bilirubine.
- Si la concentration en bilirubine s'élève trop rapidement, on place au-dessus de l'incubateur ou du lit du bébé une lampe spéciale, dite «de photothérapie». Celle-ci émet une lumière d'une longueur d'onde précise, ayant la propriété de changer la configuration des molécules de bilirubine présentes dans la peau ; cela permet de la rendre éliminable par l'urine et les selles. On utilise la photothérapie pour prévenir un niveau de bilirubine dangereux pour le cerveau. Pendant le traitement, les yeux du bébé sont protégés par un masque.

• Lorsque la photothérapie ne parvient pas à empêcher une élévation dangereuse de la bilirubine, on procède à une exsanguino-transfusion. Cette manœuvre spectaculaire (mais indolore) consiste à échanger entre 75 et 95 % du sang du patient avec celui d'un donneur. Elle se réalise au chevet du bébé et dure environ une heure. Le taux sanguin de bilirubine, très bas à la suite de l'exsanguino-transfusion, remonte néanmoins dans les heures suivantes, quand la bilirubine présente dans les tissus est ramenée vers le sang. Il faut donc, alors, poursuivre la photothérapie. Aujourd'hui, des critères stricts de photothérapie et d'exsanguino-transfusion, ainsi que des modifications dans les agents de conservation de certains médicaments, permettent la plupart du temps de prévenir le kernictère, un dépôt de bilirubine dans les cellules du cerveau qui entraîne des séquelles neurologiques majeures.

L'entérocolite nécrosante

Les intestins d'un bébé à terme sont encore immatures. Cette immaturité est donc d'autant plus grande chez le bébé prématuré. Quand l'intestin n'est pas prêt à fonctionner, il arrive qu'il saigne. Les principaux symptômes de l'entérocolite nécrosante sont du sang dans les selles et dans le vomi, des résidus gastriques verdâtres, un ballonnement abdominal et des apnées-bradycardies fréquentes. Une radiographie de l'abdomen confirme le diagnostic. Si l'entérocolite nécrosante est légère, que l'intestin du bébé ne saigne que très peu et qu'il ne fait que peu de ballonnement abdominal, on se contente d'un traitement par antibiotiques et d'une mise au repos du tube digestif pendant quelques jours, mais parfois, il faut procéder à une chirurgie. C'est le cas, notamment, lorsqu'une entérocolite nécrosante est sévère et se complique :

• en cas de nécrose d'une grande portion de l'intestin ;
• en cas de perforation secondaire à la nécrose ;
• ou encore après une sténose (rétrécissement) consécutive à la cicatrisation, là où l'intestin a souffert.

Parfois, lorsqu'elle est très sévère, l'entérocolite nécrosante mène au décès.

Le reflux gastro-œsophagien

Un muscle, le cardia, commande l'ouverture entre l'estomac et l'œsophage (conduit reliant la bouche à l'estomac). Ce muscle en anneau, qui se contracte et se ferme pour empêcher le retour du contenu de l'estomac vers l'œsophage et la bouche, est encore peu mature chez le bébé à terme. Le cardia est d'autant plus immature, moins épais et moins long que le bébé naît prématu-rément. Beaucoup de bébés prématurés présentent donc du reflux gastro-œsophagien, qui se manifeste par des régurgita-tions, des vomissements ou de douloureuses brûlures d'estomac pouvant causer de l'irritabilité et des apnées-bradycardies. De plus, lorsque le bébé est gavé avec un tube de gavage à demeure (qui reste toujours en place), le cardia reste ouvert, ce qui aug-mente encore la fréquence du reflux.

Un bébé qui ne parvient pas à garder son lait ne gagne pas ou peu de poids, ce qui est particulièrement préoccupant dans le cas d'un tout petit bébé.

Un bébé qui fait du reflux est installé en position semi-assise durant son gavage ou son boire. Ainsi, le lait descend dans l'es-tomac par gravité. Ensuite, on surélève légèrement la tête du lit ou on installe le bébé plus grand dans son siège en position semi-assise pendant 30 à 40 minutes, ce qui aide la vidange de l'es-tomac. Lorsque cette méthode ne suffit pas, on administre une médication au bébé. Avec le temps, le cardia devient plus efficace et empêche que le lait ne remonte lorsque l'enfant boit ou fait un rot. Généralement, le bébé parvient à se passer de sa médica-tion avant six mois de vie. La position debout, adoptée à partir de l'âge de 9-12 mois d'âge corrigé, permet d'améliorer le reflux gastro-œsophagien, puisque le contenu gastrique demeure davan-tage dans l'estomac.

Il arrive aussi — et heureusement cela est rare — qu'un bébé aspire du lait dans sa trachée. Cela peut occasionner un étouffe-ment et une pneumonie et il faut alors un traitement plus puissant du reflux. En effet, lorsque le reflux est si sévère qu'il occasionne des répercussions néfastes sur la santé de l'enfant, le recours à la chirurgie s'avère parfois nécessaire.

L'hémorragie cérébrale

Le bébé fait une hémorragie cérébrale lorsque des vaisseaux sanguins éclatent et que du sang s'épanche dans les ventricules de son cerveau. Cela arrive à environ 30 % des bébés nés à 32 semaines de grossesse et moins, la plupart du temps dans les premiers jours de vie, lorsque le nouveau-né est le plus instable. Pour quelles raisons une hémorragie cérébrale se produit-elle ? Le système nerveux central de l'embryon commence à se former dès la 8e semaine de la grossesse. La zone germinative, appelée aussi zone sous-épendymaire, est située au centre du cerveau. Elle est parcourue par un réseau de vaisseaux sanguins. Par la suite, entre la 10e et la 28e semaine de la grossesse, les cellules qui se forment dans cette zone migrent vers les hémisphères cérébraux. Pendant cette période, les minuscules vaisseaux sanguins sont extrêmement fragiles. Ils peuvent éclater au moindre changement de pression. Plus le bébé est prématuré, plus son cerveau est immature et plus il risque de faire une hémorragie cérébrale.

Une hémorragie cérébrale peut être très localisée ou s'étendre dans le cerveau. Les hémorragies cérébrales du bébé prématuré sont graduées de I à IV, en fonction de leur intensité et de leur localisation.

- Les hémorragies cérébrales de grade I et II sont dites **légères**.
- Dans le cas de l'hémorragie cérébrale de grade III, appelée **modérée**, le saignement est plus marqué. Il emplit souvent presque complètement les ventricules, qui se dilatent. Si la dilatation ventriculaire est forte, la matière cérébrale voisine est comprimée, ce qui peut endommager définitivement certaines cellules du cerveau.
- Avec l'hémorragie cérébrale de grade IV, dite **sévère**, le sang dilate non seulement les ventricules, mais il se répand à l'intérieur du tissu cérébral, où il détruit une partie des cellules.

Les bébés qui ont eu une hémorragie cérébrale risquent de souffrir de problèmes de développement. La sévérité de ces derniers est fonction de la sévérité de l'hémorragie, mais aussi de celle d'autres complications en période néonatale. Un enfant né à moins de 29 semaines et qui n'a pas eu d'hémorragie cérébrale présente un risque de séquelles neurologiques majeures allant de 15 à 30 %. En cas d'hémorragie cérébrale de grade I ou II, ce risque reste de 15 à 30 %. En cas d'hémorragie de grade III, ce risque monte à 50 % et pour l'hémorragie de grade IV, il atteint 80 %.

L'échographie cérébrale (ou transfontanelle) permet de diagnostiquer une hémorragie, même si celle-ci est très légère. Un grand prématuré passe une échographie cérébrale dans les premiers jours de vie. Si celle-ci ne détecte pas d'hémorragie cérébrale, le bébé aura néanmoins d'autres échographies de contrôle par la suite. Quant à celui chez qui on a décelé une hémorragie cérébrale, il subira des échographies de façon régulière pendant toute la durée de son hospitalisation. Celles-ci permet‑ tront de suivre une éventuelle progression de son hémorragie (environ un tiers d'entre elles progressent pendant quelques jours) et, par la suite, sa régression et ses conséquences sur le développe‑ ment du tissu cérébral. Dans certains cas, le néonatologiste sou‑ haite compléter les informations obtenues par scanographie et imagerie par résonance magnétique. Parfois, on fait aussi passer au bébé un électroencéphalogramme, pour observer sa matura‑ tion cérébrale ou encore diagnostiquer de l'activité épileptique, puisque le risque de faire des convulsions est accru chez un bébé ayant subi une hémorragie cérébrale de grade III ou IV.

Après une échographie cérébrale, des parents se font parfois dire : « Maintenant, tout est beau ; l'hémorragie s'est résorbée ». Ils peuvent alors se sentir soulagés en pensant que tout est rentré dans l'ordre. Malheureusement, tel n'est pas le cas. Si l'organisme se débarrasse toujours du sang épandu dans le cerveau, comme il le fait avec une ecchymose sous-cutanée, les risques de séquelles secondaires à une hémorragie cérébrale demeurent fonction du diagnostic le plus sévère de l'hémor‑ ragie. Par exemple, même si l'épanchement de sang a disparu, il y a bel et bien eu une hémorragie de grade III.

L'hydrocéphalie

En cas d'hémorragie cérébrale de grade III ou IV, lorsque les ventricules sont très gonflés, il arrive que des caillots sanguins obstruent les trous qui permettent la circulation du liquide céphalo-rachidien. Le périmètre crânien du bébé augmente alors de façon anormale.

Une hydrocéphalie peut n'être que transitoire. C'est le cas lorsque, après la résorption des caillots sanguins, les trous de résorption du liquide céphalo-rachidien se reperméabilisent, permettant à nouveau au liquide de circuler normalement. Dans d'autres cas, malgré la disparition des caillots, la circula‑ tion du liquide ne se rétablit pas bien. Il est alors nécessaire de procéder à une chirurgie et d'installer un drain de dérivation ventriculopéritonéale, qui dérive le liquide céphalo-rachidien en surplus vers la cavité abdominale où l'organisme le résorbe spontanément.

L'hydrocéphalie comporte des conséquences, causées par la destruction cellulaire reliée à l'hémorragie de grade III ou IV. De plus, en cas d'hypertension intracrânienne, d'autres dommages peuvent se produire s'il n'y a pas de dérivation du liquide céphalo-rachidien pour diminuer et normaliser la pression intracrânienne. La dérivation ventriculopéritonéale permet d'éviter que l'hydrocéphalie progresse et que les dommages s'aggravent ou encore que d'autres dommages surviennent.

■ Le livre intitulé *L'hydrocéphalie : grandir et vivre avec une déri-vation* fournit aux parents tous les renseignements nécessaires. Rédigé par Nathalie Boëls, en collaboration avec l'Association de spina-bifida et d'hydrocéphalie du Québec, il est paru aux Éditions du CHU Sainte-Justine en 2006.

La leucomalacie périventriculaire

Des cellules sont détruites à la suite d'un manque d'apport sanguin dans les tissus cérébraux, résultant d'une période très instable après une grosse réanimation, d'une hémorragie céré-brale ou d'une autre insulte cérébrale. Elles se liquéfient et, au bout de quelques semaines, sont remplacées par des cellules cicatricielles ou alors elles forment un ou des kystes. Cette ano-malie est plus difficile à repérer qu'une hémorragie cérébrale. Il arrive qu'un bébé prématuré, dont l'échographie cérébrale est normale pendant les premières semaines de vie, se voit diagnos-tiqué comme ayant de la leucomalacie périventriculaire, de quatre à six semaines après sa naissance, à la sortie de l'hôpital ou même un peu après. En effet, ce problème est difficile à détecter lorsque le ou les kystes sont tout petits ou encore quand le cerveau qui a continué à grandir a camouflé de petites lésions de leucomalacie. La leucomalacie périventriculaire augmente énormément le risque de garder des séquelles neurologiques sé-vères associées : celui-ci est de 80 à 100 %.

La rétinopathie du prématuré

Chez le bébé prématuré, il arrive qu'après de multiples sources d'agression (lumière, oxygénothérapie, apnées, etc.), le développement des vaisseaux sanguins — qui nourrissent la rétine — se fasse de manière exagérée. La fréquence de cette complication augmente d'après le degré de prématurité. Un bébé né à 30 semaines de grossesse a moins de 1 % de risque de faire une rétinopathie, tandis qu'à 25 semaines, le risque grimpe entre 24 et 30 %, à 24 semaines, entre 60 et 68 %, et il est encore plus élevé à 23 semaines. Si, dans la majorité des cas, un retour à la normale se fait spontanément, une surveillance ophtalmique s'impose néanmoins. Il est parfois nécessaire de procéder à un traitement au laser ou à un traitement de cryothérapie, pour arrêter une évolution brutale qui pourrait aboutir à un décollement de la rétine et à la cécité. Une myopie de sévérité variable peut accompagner une rétinopathie de grade 2 et plus.

La rétinopathie du prématuré se classe suivant la zone où elle se produit (zone de I à III) et selon son degré de sévérité (du grade 1, qui marque le début d'une période active de prolifération des vaisseaux sanguins dans la rétine, au grade 5, qui constitue un stade de décollement total de la rétine). Le grade 1 est le plus fréquent.

L'anémie

Un bébé prématuré a facilement tendance à devenir anémique. En effet, les réserves en fer du fœtus se constituent essentiellement au cours du 3e trimestre de la grossesse. Lorsque le bébé naît avant terme, il ne possède qu'une toute petite réserve de fer. Or, ce dernier est nécessaire à la production des globules rouges, les cellules du sang qui contiennent l'hémoglobine (la protéine qui transporte l'oxygène dans tous les tissus de l'organisme pour qu'ils demeurent vivants et fonctionnent bien). Le grand prématuré naît généralement avec un taux d'hémoglobine plus bas que celui du nouveau-né à terme. De plus, il subit de nombreux prélèvements sanguins et fait parfois une hémorragie sévère (hémorragie cérébrale ou entérocolite nécrosante, par exemple), ce qui diminue encore son taux d'hémoglobine. L'équipe médicale intervient en prévention et si le bébé devient effectivement anémique, elle lui administre des suppléments en fer. Une transfusion sanguine s'avère parfois nécessaire.

La hernie inguinale

In utero, les testicules du petit garçon sont situés dans l'abdomen. Vers 30-32 semaines, chaque testicule descend dans le scrotum par un petit conduit, le canal inguinal. Leur mission accomplie, les deux canaux inguinaux se referment. Lorsque le bébé de sexe masculin est prématuré, il arrive que ces canaux restent ouverts, après la descente des testicules. Dès lors, une partie de l'intestin suit le même trajet que le testicule. La peau du scrotum se dilatant facilement, ce dernier peut atteindre la taille d'une orange. La hernie inguinale est indolore et il est rare qu'elle entraîne des complications. Elle est souvent bilatérale, c'est-à-dire qu'un peu d'intestin descend dans chacun des deux canaux inguinaux. À moyen terme, il est nécessaire d'opérer le bébé pour remonter son intestin dans la cavité abdominale et refermer le canal inguinal. En attendant la chirurgie, le médecin remet l'intestin à sa place par une manipulation du scrotum (réduction manuelle).

Même s'ils ne lui sont d'aucune utilité, la petite fille possède également deux canaux inguinaux. Si l'un d'eux reste ouvert, il permet à l'ovaire de descendre dans la région inguinale (vulve). On y observe alors une bosse de la taille d'un raisin. L'intestin ne peut suivre le même trajet que l'ovaire en raison d'un manque de place (absence de scrotum). Alors, la petite fille doit également être opérée, pour éviter que l'ovaire ne se nécrose et qu'elle perde des chances de fertilité.

La plupart du temps, il n'y a pas d'indication de procéder en urgence à cette chirurgie. En général, elle est prévue dans les semaines qui suivent le retour à la maison, lorsque le bébé a acquis un bon poids. En attendant, il suffit de le surveiller. La coloration bleutée du testicule ou de l'ovaire, bien visible à travers la peau ainsi que des pleurs aigus et persistants indiquent que le testicule ou l'ovaire s'étrangle ou s'incarcère et que bébé doit être opéré d'urgence.

La hernie ombilicale

De nombreux bébés prématurés ainsi que certains bébés à terme présentent une faiblesse dans la paroi abdominale. Les muscles, légèrement écartés, laissent parfois passer une anse intestinale qui se loge sous la peau du nombril. La bosse a la taille d'un raisin ou d'une prune, et elle peut même grossir encore lorsque le bébé pleure ou force pour aller à selle. La hernie ombilicale n'est ni douloureuse ni dangereuse et ne nécessite presque jamais de traitement. Elle peut mettre un an ou deux à se résorber naturellement.

L'hémangiome

Cette tumeur vasculaire bénigne apparaît dans les premières semaines de vie. Sous la peau, il se forme une petite plaque rosée (avec de petits vaisseaux sanguins dilatés). Au fil des semaines, la lésion devient rouge vif (hémangiome framboisé, lésion plus superficielle) ou bleutée (hémangiome caverneux, lésion plus profonde) et augmente de volume, parfois de façon spectaculaire. Dans 90 % des cas, le seul problème est d'ordre esthétique, d'autant plus que la plupart d'entre eux sont situés dans le visage ou sur le cou. Afin de prévenir des complications, on traite l'hémangiome par médication lorsqu'il est situé autour des yeux, entravant la vision, ou tout prêt de l'oreille, affectant l'audition, ou encore au niveau des voies respiratoires. Dans 90 % des cas également, l'hémangiome se résorbe spontanément, mais il peut prendre jusqu'à 10 ans pour le faire, laissant une peau mince de texture légèrement différente.

CHAPITRE 3

Faire équipe avec les professionnels

Lors d'une naissance prématurée, au lieu d'entreprendre une relation directe et intime avec votre nouveau-né, vous devez composer avec des intermédiaires qui jouent un rôle essentiel : les membres de l'équipe médicale. Celle-ci est constituée de néonatologistes et d'autres médecins spécialistes, d'infirmières et d'autres professionnels de la santé. Dès l'instant où l'enfant paraît, et pendant quelques jours, quelques semaines ou quelques mois, la relation devient obligatoirement triangulaire : parents-bébé, intervenants-bébé et intervenants-parents.

Qui s'occupe de mon bébé ?

Comme la naissance s'est souvent déroulée dans l'urgence, il est important de faire connaissance avec le médecin et l'infirmière qui s'occupent de son nouveau-né. Cela donne au moins deux points de repère, dans cette situation si déstabilisante. Plusieurs dizaines de personnes travaillent parfois dans une unité néonatale, s'y relayant jour et nuit. Quel tourbillon ! Cependant, la plupart des unités néonatales ont une philosophie d'intégra-tion des soins appelée parfois aussi « marrainage ». Ainsi, on attribue une infirmière à chaque bébé. D'accord, elle n'est pas là sept jours sur sept ni 24 heures par jour, néanmoins, elle est attitrée à votre bébé et elle apprend rapidement à bien le connaître. Les soins n'ont donc rien d'anonyme. L'infirmière de mon bébé, c'est Valérie, ou Suzanne, ou Roseline…

Le rôle des soignants auprès du bébé

D'habitude, les parents ont pour mission, notamment, de protéger leur nouveau-né. En cas de prématurité, ce sont les professionnels qui l'aident à survivre et qui veillent à ce qu'il poursuive son développement dans les meilleures conditions possible. Normalement, les parents nourrissent leur enfant. En cas de prématurité, il arrive qu'ils ne puissent pas lui donner à boire avant plusieurs semaines. Au début, il y a donc de quoi se sentir incompétents. Les premiers jours, des mamans et papas ont l'impression qu'ils sont tenus à l'écart, mais s'il est vrai que les médecins et infirmières occupent beaucoup de place, ils ne prennent cependant pas *toute* la place. C'est à chacun son rôle. Or, les rôles des parents et des soignants sont non seulement différents, mais aussi complémentaires.

Le néonatologiste est compétent pour intuber un bébé, lui installer une canule ou un cathéter, pour s'assurer qu'il reçoit les traitements les plus adaptés à ses besoins, pour intervenir en cas de complication, pour informer les parents des résultats des différents tests, etc. L'infirmière, elle, prodigue la majeure partie des soins au bébé. Elle est compétente pour le positionner confortablement, pour vérifier son bien-être et le favoriser, pour gérer son environnement immédiat et lui installer un soluté, pour lui administrer ses médicaments, le nourrir par gavage, aspirer régulièrement les sécrétions qui s'accumulent dans sa trachée et le stimuler lors d'une apnée-bradycardie, etc. La plupart du temps, l'infirmière s'attache au petit patient dont elle s'occupe. En effet, elle ne prend pas soin d'un objet, mais bien d'un petit d'Homme, d'ailleurs fort démuni, qu'elle suit de très près, de jour en jour. Comment, dès lors, pourrait-il en être autrement ? En l'absence de ses parents, elle console bébé et le berce parfois, quand elle en a le temps. Elle ressent des émotions à son égard. Elle se réjouit de ses progrès et elle s'inquiète quand il va mal. Cependant, il s'agit d'un lien temporaire et, en aucun cas, elle ne prend la place des parents. Elle joue son rôle, tandis que la maman tout comme le papa ont le leur, qui est tout autre.

Le rôle des parents

Il arrive qu'une mère se demande avec inquiétude si son bébé ne va pas s'attacher davantage à son infirmière. Elle ressent parfois l'aiguillon de la jalousie, parce que l'infirmière paraît tellement bien connaître son enfant alors que ce dernier, para-doxalement, lui semble encore parfois un inconnu… N'ayez crainte ! Un bébé, même s'il est né à 24 semaines, fait vite la différence entre les soins prodigués par l'équipe médicale, sou-vent synonymes pour lui d'inconfort ou de douleur, et la pré-sence, les mots doux, les regards et les caresses de ses parents. En effet, si les soignants jouent un rôle important durant le séjour du bébé à l'unité néonatale, ils disparaissent ensuite de sa vie le jour où celui-ci reçoit son congé. Tandis qu'être parents, ce n'est pas pour une durée de trois semaines ni de trois mois, c'est pour la vie! Même en cas de prématurité extrême, les parents sont toujours les personnes les plus importantes pour leur enfant. Une maman, tout comme un papa, c'est unique!

La mère d'un petit garçon né à 25 semaines considérait qu'un bon contact avec les infirmières était essentiel parce que, quand elle ne se trouvait pas au chevet de son fils, elles remplissaient une certaine fonction maternelle. Elle ne ressentait aucune jalousie à leur égard parce qu'elle savait que son tout-petit était bien. Pour elle, c'est un peu comme s'il se trouvait au service de garde pendant le temps qu'elle ne pouvait passer avec lui.

Les professionnels ont d'incontestables, très précieuses et indispensables compétences médicales. Quant aux parents, eux, ils sont les plus compétents pour aimer leur bébé. Et même s'il a débarqué sur terre 15 semaines avant terme, le besoin premier d'un enfant est d'être aimé. Les parents sont préoccupés par le bien-être de leur tout-petit. Ils ont du temps pour rester à son chevet, pour le veiller quand il dort, pour l'envelopper de leurs regards, de leurs mains, de leur amour. À leur contact, bébé s'apaise bien souvent et s'endort parfois comme un bienheureux. Grâce à eux, il constate que la vie ne consiste pas seulement en une succession de piqûres ou de manipulations incommodantes, mais aussi qu'elle peut s'avérer agréable. Il découvre le plaisir en dévorant son papa du regard, en se faisant masser tout douce-ment par lui, en passant du temps collé contre sa maman, peau à peau, selon la méthode kangourou, en dégustant une goutte de lait qui perle à son sein, même s'il est encore trop petit pour téter.

Au début, c'est l'infirmière qui change bébé de couche, qui lui fait faire son rot et le lave, mais progressivement papa et maman prennent le relais pour plusieurs soins de puériculture. La rela-tion parents-bébé et tout ce qui favorise l'établissement d'un lien précoce et profond fait l'objet du chapitre suivant qui s'intitule *Devenir le parent de ce bébé-là*.

Le rôle des soignants envers les parents

Les soignants s'occupent non seulement des bébés, mais aussi de leurs parents. En aucun cas, un enfant ne constitue un élément isolé. Il fait partie d'une cellule familiale et il est essentiel de tenir compte de celle-ci. L'infirmière a également pour mandat de faire preuve d'empathie à l'égard des parents, de prendre le temps de les écouter, de les soutenir de son mieux, de les informer au jour le jour, de répondre à leurs questions, de tenir compte de leurs demandes, de comprendre leurs hauts et leurs bas émotionnels, de favoriser l'attachement, de se préoccuper de leur santé, de leur moral et de ce qu'il advient de leur couple ainsi que de leurs autres enfants. La médecine néonatale est à son meilleur quand le néonatologiste fait preuve de disponibilité pour rencontrer les parents, non seulement en cas de complication sévère ou de diagnostic difficile, mais aussi pour établir avec eux une relation et un partenariat. Ces soignants partagent avec vous des moments forts de votre vie. C'est donc pour les parents un atout de taille que d'avoir affaire, depuis le début, à des infirmières et à des médecins ouverts et disponibles, encourageants et dévoués.

■ TANT DE QUESTIONS…

À l'arrivée du bébé aux soins intensifs, les parents ont des tas de questions à poser aux soignants. Par exemple : Pourquoi mon bébé a-t-il besoin de séjourner dans un incubateur ? Ainsi, vous apprendrez qu'*in utero*, bébé vivait à une température de 37 °C. Comme il est prématuré, il ne profite pas d'une couche de graisse suffisante pour le protéger. De plus, il n'est pas encore capable de maintenir sa température. L'incubateur lui assure donc la même température constante que dans l'univers utérin. En outre, on y contrôle l'humidité et la qualité de l'air. Le fait de pouvoir poser ces questions et d'être bien informés par les infirmières et le médecin de son bébé donne aux parents des points de repère qui les aident à s'adapter.

Lorsqu'on est stressé et inquiet, il nous arrive plus facilement d'oublier ce qu'on nous a dit. N'hésitez pas à répéter une même question, si vous n'êtes pas sûrs d'avoir tout retenu ou bien compris. Demandez de clarifier des explications parfois trop techniques, avec des noms compliqués que vous ne connaissez pas encore, vous qui venez d'attérir dans le monde de la prématurité. Il est utile d'assister en couple aux rencontres avec les médecins et aux explications médicales.

Par ailleurs, même si tous les parents souhaiteraient vivement être rassurés par une parole médicale sûre, et que tous les soignants rêveraient de pouvoir tranquilliser les parents, les néonatologistes ne peuvent, à cette étape, leur garantir que tout se passera bien, à court comme à long terme. C'est frustrant, mais cette incertitude fait partie de la réalité de la prématurité.

Lorsqu'une belle entente s'établit avec l'infirmière qui s'occupe de son bébé, le parent sait qu'il a une alliée sur place. Il peut lui confier ses peurs, sa peine, ses espoirs et ses petits bonheurs. Bien souvent, c'est la personne dont on se sent le plus proche durant la période où le bébé séjourne à l'hôpital. On a parfois l'impression de se faire quelque peu materner par l'infirmière du bébé et cela fait du bien.

Sachant les infirmières très occupées, la maman d'un bébé né à 25 semaines ne voulait pas toujours les déranger quand elle arrivait aux soins intensifs. Cependant, les jours où elle n'allait pas les trouver elle-même, ce sont elles qui venaient tout de suite la saluer et lui annoncer que son fils faisait moins d'apnées depuis la veille ou lui expliquer pour quelle raison il avait la tête rasée. La semaine où l'état de santé du petit garçon s'est détérioré, les infirmières se sont, une fois de plus, montrées merveilleuses ; elles se sont relayées auprès d'elle et de son mari pour les soutenir et les réconforter. Et quelques jours plus tard, elles se sont réjouies avec eux du fait que leur fils était désormais hors de danger.

Tout comme cette maman, nombreux sont les parents à témoigner du fait que les infirmières se sont montrées absolument extraordinaires pendant le séjour de leur bébé à l'hôpital. En les accueillant chaque jour chaleureusement, en répondant à leurs appels téléphoniques avec la plus grande gentillesse et une infinie patience, en les écoutant, en consolant leurs pleurs, en pleurant ou en riant parfois avec eux et en les encourageant au jour le jour, elles les ont aidés à traverser cette épreuve et à se sentir moins seuls.

Devenir de bons coéquipiers

L'attitude du personnel qui gravite autour de votre bébé est déterminante pour établir de saines relations. Il est important que vous sentiez qu'on ne vous cache rien. Par ailleurs, c'est tellement agréable de découvrir que votre enfant est une petite personne importante et unique aux yeux de l'infirmière. Celle-ci se soucie non seulement du fait qu'il fait une jaunisse, par exemple, ou du reflux gastro-œsophagien, mais elle s'occupe aussi de son bien-être global. Elle le respecte et tient compte de sa personnalité et de ses préférences : même à 25 semaines d'âge postconceptionnel, un bébé est quelqu'un d'unique ! Une bonne infirmière ne parle pas seulement de l'évolution de la situation médicale, mais elle partage avec la maman et le papa les mille et un détails qui font le quotidien de leur enfant. Par exemple, cette nuit, Cédric a dormi paisiblement. De nombreuses infirmières possèdent ce don merveilleux de transformer un détail en une réelle promotion.

Ainsi, l'infirmière de Maude était à la fois excitée et émue d'accueillir sa maman et de lui annoncer que sa fille pesait désormais un kilo! Un papa s'est senti heureux quand il a aperçu, sur l'incubateur de son fils, la pancarte joliment décorée où il était écrit: «Étienne a un mois! Joyeux anniversaire!»

Quelle chance pour vous si l'infirmière de votre bébé ne rate pas une occasion de vous valoriser dans votre rôle, de vous faire sentir à quel point vous êtes important, que vous êtes chez vous à l'unité néonatale et que vous ne dérangez jamais. De plus, lorsque l'infirmière s'adresse à l'enfant en lui disant: «Toi aussi Samuel, tu trouves qu'elle est formidable, ta maman? Tu as raison: c'est la meilleure maman du monde!», ça fait un bien fou…

Si les parents ont besoin des infirmières, l'inverse est vrai également. La plupart des infirmières de l'unité néonatale travaillent de longues heures et se donnent souvent sans compter, avec beaucoup de sensibilité et de générosité, dans un contexte de grande intensité émotionnelle. Elles aussi ont besoin d'encouragement et de reconnaissance dans leur travail, qui consiste à soutenir la vie même. Un parent ne doit pas hésiter à faire savoir à l'infirmière combien il apprécie ce qu'elle fait pour son bébé et pour lui.

Entre concurrence et dépendance, il y a moyen d'établir une relation saine et équilibrée avec l'infirmière de son bébé. Tout compte fait, c'est ce dernier qui en sort gagnant, quand ses parents et les soignants qui s'occupent de lui instaurent un bon partenariat. Pour ce faire, il est essentiel que cette relation soit basée sur la confiance et le respect mutuel. Pour que l'information circule bien, la communication doit être claire et directe. Par exemple, un parent ne doit jamais hésiter à poser toutes les questions qui le préoccupent ni à faire part de ses besoins et de ses attentes aux soignants, plutôt que d'attendre que ces derniers les devinent.

Il arrive qu'un parent et une infirmière ne ressentent aucun atome crochu l'un envers l'autre. Il en résulte un malaise, de l'évitement, une ambiance tendue, une communication réduite au strict minimum. *Une maman ne rendait pas visite à son bébé telle journée parce qu'elle savait que telle infirmière serait présente…* La situation engendre déjà suffisamment de stress comme ça sans qu'une précieuse énergie se perde dans des relations parents-infirmières bancales. Tout le monde en pâtit, à commencer par le bébé. L'hospitalisation peut être longue, alors aussi bien faire équipe le plus tôt possible avec l'une ou l'autre infirmière. Si la situation ne parvient pas à se régler, on peut toujours aborder le problème avec l'infirmière en chef.

CHAPITRE 4

Devenir le parent de ce bébé-là

De nombreux parents vivent un terrible sentiment d'inutilité durant les premiers jours. Ils sont assis comme des âmes en peine à côté de l'incubateur, puis ils repartent le cœur vide. Cependant, après le premier choc, il importe de réagir. Pour bébé comme pour vous. Ce n'est pas parce qu'on ne peut, d'emblée, allaiter son bébé ni en prendre soin à temps plein qu'on est inutile. Une maman, un papa, c'est ce que tout bébé possède de plus précieux au monde à son arrivée sur terre. Ce lien, qui donne un sens à sa vie, lui insuffle la force de se battre et de grandir. À lui, ce sentiment de ne servir à rien ne lui apporte rien du tout et à vous, il vous fait carrément du tort. Vous avez déjà été très ébranlé. Il ne faut pas vous laisser abattre encore plus, au contraire vous devez réagir et apprendre à jouer votre rôle de parent auprès de votre bébé. Il en a bien besoin. Et vous aussi.

Ce faisant, vous, chère maman, vous retrouverez cette belle communication que vous aviez commencé à tisser, jour après jour, pendant que bébé se trouvait encore dans votre ventre. Il a encore besoin de partager cette relation fusionnelle avec vous et, incubateur ou pas, il vous est possible d'en retrouver le fil conducteur. Vous, cher papa, peut-être vous sentiez vous déjà en relation avec votre enfant pendant la grossesse de votre conjointe. Cependant, cela était peut-être encore relativement théorique pour vous, et c'est tout à fait normal. Cependant, aujourd'hui, votre bébé est né et il a besoin de vous, de votre amour, de votre espoir, de votre contact physique et de vos mots doux. Quand on est parent d'un bébé né trop tôt, on ne peut pas le bercer d'emblée, d'accord, mais il existe des tas d'autres façons de s'attacher à lui et de lui faire sentir qu'on est là, de partager avec lui des moments de bien-être, bref, des tas d'autres façons de l'aimer et de lui offrir une meilleure qualité de vie.

Donner son lait à bébé

La plupart du temps, vous ne pourrez pas allaiter votre bébé avant longtemps. Par contre, ce que vous pouvez faire d'emblée de très précieux pour votre enfant, que vous ayez rêvé de l'allaiter ou que vous soyez résolument en faveur du biberon, c'est lui offrir votre lait. En vous impliquant de la sorte, vous perdrez d'autant plus vite ce terrible sentiment d'impuissance qui, bien souvent, vous est tombé dessus le jour où il est né. Exprimer son colostrum (le lait des premiers jours, plus épais et jaune-orangé), puis son lait constitue un geste d'amour pour le bébé prématuré et un don de soi, au moins autant sinon plus que de donner le sein. En effet, si les bienfaits de l'allaitement sont nombreux et bien connus, il est encore plus important pour un bébé né avant terme de recevoir du lait maternel, par gavage au début puis au sein ou au biberon. Ce qui est merveilleux, c'est que la formule du lait est différente suivant qu'on accouche à 40, 34 ou 26 semaines. Quel que soit le degré de prématurité de votre bébé, votre lait est adapté à ses besoins et à son stade de développe-ment. Les enfants prématurés le digèrent mieux que les formules de lait du commerce. Néanmoins, il arrive parfois que, pour s'assurer que tous les besoins du grand prématuré sont comblés, le néonatologiste prescrive l'enrichissement du lait de la maman avec des suppléments de formules adaptées (notamment pour les quantités de phosphocalcique et de protéinique). Le fait qu'un bébé prématuré soit nourri au lait maternel diminue le risque qu'il fasse une entérocolite nécrosante. Ainsi, si vous vous en sentez capable, offrez le meilleur à votre enfant ! Il en a vraiment besoin.

Une maman qui avait accouché le matin, à 28 semaines, et qui venait pour la deuxième fois de tirer son lait, se sentait gênée d'appeler l'infirmière pour lui remettre les quelques gouttes qu'elle avait réussi à exprimer. Elle se demandait si ça valait la peine de continuer. Oui, chère maman ! Vous pouvez être fière de vous-même si, au début, la quantité de lait récoltée vous semble « minable » ou « ridicule » (selon les dires de certaines mamans). Ne vous en faites pas : votre bébé est petit et n'a donc besoin, pour le moment, que de toutes petites quantités de lait. Chaque goutte est pré-cieuse ! Il n'est nullement question d'accomplir un exploit. Non, vous n'avez pas de médaille d'or à gagner, mais simplement votre bébé à aider. Et c'est ce que vous faites en tirant votre lait, peu importe la quantité. Persévérez, montrez-vous patiente et laissez le temps à la lactation de s'établir. Sachez que chez bien des mamans qui doutent de réussir, durant les premiers jours, à tirer suffisamment de lait, celui-ci nourrit leur bébé durant tout son séjour à l'unité néonatale ou, du moins, jusqu'à ce qu'il soit capable de boire au sein. N'est-ce pas merveilleux ?

L'infirmière n'est pas venue vous proposer un tire-lait ? N'hésitez pas à lui signaler que vous souhaitez exprimer votre lait. Elle vous guidera et vous encouragera. Vous pouvez également chercher le précieux soutien d'une maman qui a réussi à exprimer son lait à long terme pour son bébé prématuré et même à l'allaiter. Demandez à l'infirmière si elle peut vous présenter à une maman dont le bébé est déjà plus grand et va bientôt quitter l'hôpital et qui accepterait de vous informer et peut-être même de vous servir de coach. Vous pouvez aussi contacter une association de parents (voir *Ressources* en page 205), la ligue *La Leche* ou toute autre association pour la promotion de l'allaitement maternel. Il vous suffit alors de dire que vous êtes à la recherche d'une marraine d'allaitement.

Lui offrir un prénom

Vous n'aviez peut-être pas encore choisi de prénom pour votre bébé. Or, il est important de lui en donner au plus tôt, même si sa survie n'est pas sûre. Si jamais il venait à décéder, sachez que votre peine ne serait pas moins grande s'il n'avait pas encore de nom. Au contraire, tout ce qui peut rendre la si courte vie d'un bébé plus tangible aide ses parents à conserver des souvenirs et à faire leur deuil, à long terme. Au lieu que votre bébé soit identifié, aux soins intensifs, comme Bébé Dupont ou encore Bébé A et Bébé B, dans le cas de jumeaux, s'il s'appelle Matteo ou Élodie, cela renforcera le fait qu'il est une petite personne à part entière et à nulle autre pareille. C'est un beau cadeau à lui faire et à vous faire.

Il convient également d'inscrire bébé le plus rapidement possible au registre d'état civil.

S'adapter à la situation

Il se peut qu'on se sente en colère, qu'on trouve la situation injuste et qu'on en veuille au monde entier, à commencer par soi-même… C'est sûr que si vous aviez pu choisir, la situation serait bien différente ! Cependant, c'est comme cela et pas autrement. Il s'agit donc, même si ce n'est pas facile, de se consacrer à l'essentiel, votre rôle de parent.

Trouver de nouveaux points de repère aide à s'adapter à la réalité. Au fil des jours, on saisit mieux les enjeux de la prématurité, on découvre les notions médicales importantes pour le bébé et on se familiarise avec les machines et le reste de son environnement. Alors que les premières fois, on est souvent bouleversé en pénétrant dans l'unité des soins intensifs, après quelques visites, la plupart des parents commencent à s'y habituer et s'y sentent plus à l'aise. Au lieu de continuer à leur sembler adverse, cet univers devient rassurant. Bébé y est comme dans un cocon. En effet, pour réussir à survivre psychologiquement à un événement aussi stressant, notre cerveau fait en sorte de concéder une certaine normalité à une situation qui, au départ, est anormale. Cela permet de porter de moins en moins attention à l'aspect «technologie de pointe» de l'unité et à se concentrer davantage sur le bébé. Autre exemple : des parents signalent qu'au bout de quelques jours, leur bébé leur semble délicat et parfaitement proportionné et ils ne portent plus attention à sa taille.

C'était le cas, notamment, d'un papa qui, en croisant des nouveau-nés à terme dans les couloirs de l'hôpital, les trouvait énormes et même bouffis! Il en avait quasiment la nausée. Il se demandait ce qui lui arrivait, lui qui, jusqu'alors, avait toujours trouvé les bébés naissants mignons et touchants. Il a fini par comprendre que ses références s'étaient tout simplement adaptées à sa réalité à lui, qui était d'avoir un bébé né à 28 semaines, pesant 1160 grammes et mesurant 38 cm.

Favorisez les pensées positives. Au lieu de vous sentir à plat parce que ça fait déjà dix jours que bébé se trouve à l'hôpital, dites-vous plutôt que chaque journée vous rapproche de son congé. Si votre enfant n'est pas trop malade, pourquoi ne pas «fêter», du moins en pensée, chaque semaine écoulée depuis sa naissance comme autant d'anniversaires, à court terme certes, mais qui s'avèrent des petites étapes encourageantes?

Petit à petit, vous aurez le sentiment de reprendre un tout petit peu la maîtrise de la situation. *Au bout d'un mois, les parents d'un bébé né à 28 semaines ont commencé à se sentir rassurés et à retrouver une certaine harmonie.*

Votre bébé est compétent

Il est plus facile d'entrer en contact avec son nouveau-né prématuré quand on sait que tous ses sens sont fonctionnels autour de la 25e semaine, même si, en raison de leur immaturité, ces sens présentent des différences qualitatives par rapport à ceux d'un nouveau-né à terme.

- Votre bébé sent le doigt que vous glissez dans sa petite main ou la douce pression de votre main sur son corps. En effet, le toucher constitue le premier sens à se développer *in utero*. À 24 semaines, le fœtus ou le très grand prématuré possède un réseau de récepteurs cutanés aussi dense que celui d'un adulte.
- Votre bébé est sensible aux mouvements et à la position de son corps. La fonction vestibulaire (ou sens du mouvement et de l'équilibre) est le deuxième sens à se développer *in utero*. Les réflexes vestibulaires sont présents chez le fœtus ou le bébé à partir de 25 semaines.
- Votre bébé, dont l'odorat est fonctionnel depuis la 25ᵉ semaine, perçoit votre odeur quand vous le tenez contre vous.
- Votre bébé goûte le lait qui perle au sein avant même d'être capable de téter. Déjà dans l'utérus, il avait commencé à mettre à profit sa compétence gustative en goûtant le liquide amniotique dont la saveur variait de façon subtile suivant ce que sa maman avait mangé. De nombreuses recherches démontrent qu'il existe un parallèle entre le liquide amniotique et le lait maternel, pour ce qui est de l'odeur et du goût. Cela explique que le bébé reconnaît l'odeur du lait de sa mère parmi ceux d'autres mères.
- Votre bébé vous entend : depuis la 24ᵉ semaine, son système auditif, encore immature, est cependant fonctionnel.
- Votre bébé vous voit, de très près et de manière floue, dès qu'il ouvre ses paupières, vers 25 semaines. Il est donc nécessaire de s'approcher à 25 ou 30 cm de lui pour qu'il vous aperçoive. Il distingue les formes et les contrastes. À quatre jours de vie, même un grand prématuré possède une certaine perception des couleurs. Si, dans les jours qui suivent sa naissance, il ne parvient à fixer votre visage que pendant un court laps de temps, ce temps de fixation augmente rapidement. Vers 8 semaines de vie, peu importe qu'il soit né à 25, 28 ou 32 semaines de grossesse, il est capable, désormais, de vous suivre du regard.

Prendre son rôle à cœur

Après le premier choc, on peut passer d'une fonction somme toute théorique et passive à un rôle actif en s'engageant le plus rapidement possible auprès de son bébé. Au début, les préoccupations médicales et le niveau de stress sont parfois tels qu'ils peuvent occulter l'attachement. Il faut vous laisser le temps de vous découvrir mutuellement et de vous apprivoiser. Au fur et à mesure que vous prenez votre place auprès de votre enfant, des éléments de normalité s'introduisent dans votre relation. D'accord, vous n'avez peut-être pas encore la possibilité de prendre votre petit trésor dans vos bras, mais quand il est réveillé et calme, vous pouvez déjà lui donner un baiser, lui murmurer des mots doux ou lui rappeler son état intra-utérin en lui fre-donnant tout doucement la même chanson que lorsqu'il était encore dans votre ventre.

Idéalement, le contact avec bébé se fait de façon progressive. Avant de le toucher, prévenez-le en l'appelant doucement et en lui expliquant ce que vous allez faire. Quand c'est possible, éta-blissez un contact visuel.

Votre enfant est si petit que vous auriez peut-être tendance, spontanément, à caresser ses minuscules pieds ou mains du bout de votre doigt. Sachez cependant que ce style de caresses cons-titue pour lui une sensation agaçante, voire carrément agressante, et ne convient pas du tout au bébé n'ayant pas encore atteint son terme. Enveloppez-le plutôt d'une de vos mains ou des deux mains, en les regroupant bien et en contenant le petit, comme il l'était avant sa naissance (voir *Le toucher: mode d'emploi,* en page 79).

Vous pouvez dormir avec un mouchoir ou un foulard tout contre vous. Déposez-le ensuite dans un sac en plastique à glis-sière pour le transporter. Une fois le mouchoir disposé dans son incubateur, bébé sentira votre odeur rassurante. Il pourra aussi s'agripper au tissu. En effet, plusieurs bébés aiment tenir quelque chose dans leurs mains. Cela les sécurise et les détend. Demandez à son infirmière si vous pouvez lui fournir d'autres tissus doux parfaitement propres auxquels il pourra s'agripper (comme la longue queue ultramince d'une peluche, par exemple, ou le coin d'une serviette éponge).

Au début, n'introduisez qu'une stimulation à la fois et voyez comment votre enfant réagit. Si vous vous regardez dans les yeux, évitez de masser l'enfant et de lui parler en même temps. Petit à petit, à son rythme, vous pourrez introduire une deuxième stimulation, par exemple en lui fredonnant une berceuse pendant que vous le tenez tout contre vous, peau à peau.

Au fil des semaines, vous et votre enfant allez connaître plusieurs «premières». Assurément, il y a un moment magique quand votre bébé ouvre les yeux. Le premier contact visuel, le premier habillage, le premier bain sont aussi très émouvants. On est également très attendri par les premiers pleurs d'un bébé qui n'a désormais plus besoin de son respirateur, ce qui permet enfin à sa maman et à son papa d'entendre le son de sa voix.

Bien entendu, le fait de le tenir dans vos bras pour la première fois constitue une autre étape attendue et très touchante. Pour les plus prématurés d'entre les bébés, cela se passe bien souvent lors du changement d'incubateur. Parfois, vous êtes vraiment ému et au nirvana.

C'était le cas de cette maman qui n'osait pas bouger quand, deux semaines après la naissance de son bébé né à 26 semaines, on le lui a déposé dans les bras. Elle a vécu cinq minutes de pur bonheur. Et lorsque l'infirmière l'a repris et installé dans son nouvel incubateur, le petit amour s'est placé les bras sous la tête; il avait l'air tellement détendu! Ce moment-là a été privilégié et déterminant; pour la première fois, sa maman a senti qu'elle servait à quelque chose.

D'autres parents sont si tendus à l'idée que bébé fasse une apnée ou une bradycardie, qu'une sonnerie retentisse, que les fils de ses moniteurs ne s'emmêlent ou pire, ne s'arrachent, sans compter la peur d'échapper bébé qu'ils en ont des crampes aux bras et n'osent presque plus respirer. Ils ont parfois l'impression que la couverture dans laquelle leur bébé est emmitouflé pèse plus lourd que lui. Ils ne ressentent pas le plaisir escompté et sont soulagés de remettre à l'infirmière leur précieux et si léger fardeau.

Ne vous en faites pas si cela vous arrive: vous n'êtes pas les seuls à vivre ce genre de stress et à vous sentir maladroits. Vous serez plus détendus la prochaine fois et, bientôt, il vous semblera tout naturel de prendre votre bébé dans vos bras... Cela vous paraîtra tellement merveilleux, d'autant plus que vous réaliserez vite qu'il adore ça. Vous vous rendrez compte qu'il n'est pas en porcelaine. Ces tout-petits, qui ont l'air si démunis et qui sont, dans les premiers temps de leur vie, entièrement dépendants de la médecine de pointe, manifestent par ailleurs, bien souvent, une extraordinaire volonté de vivre. Ils sont à la fois très fragiles et très résistants.

Peu à peu, vous allez pouvoir participer aux soins de votre enfant. Ainsi, vous apprendrez à changer sa couche, à lui faire faire son rot, à le laver, à l'aider à s'endormir lorsqu'un hoquet tenace le fatigue ou à s'apaiser, après un soin douloureux, en lui fredon-nant une douce berceuse. Au début, encore une fois, vous douterez peut-être de votre capacité à y arriver aussi bien que l'infirmière. C'est normal, vous commencez votre apprentissage. Même une infirmière ayant 25 ans d'expérience dans un autre domaine et qui est maman de quatre enfants ne saurait pas, elle non plus, comment s'y prendre. Cependant, sous le regard et avec les conseils bienveillants de l'infirmière de votre bébé, vous prendrez rapidement de l'assurance. Dites-vous que vous faites de votre mieux et que c'est déjà formidable ! Vos sentiments d'impuissance et d'incompétence feront progressivement place à des sentiments de confiance en soi et de compétence. Plusieurs mamans ont alors le sentiment de se réapproprier leur bébé et de rattraper le temps perdu. Plus vous vous occupez de lui, plus vous vous sentez sa maman et son papa à part entière, plus vous vous attachez à lui, et lui à vous. Tout comme un autre bébé, un prématuré a besoin, avant tout, de l'amour et de l'attention de ses parents.

Une maman habile couturière avait confectionné un petit nid d'ange très douillet et était heureuse de constater que son bébé y paraissait confortable. Une autre maman signalait qu'elle sentait enfin qu'elle servait à quelque chose lorsqu'elle lavait les minuscules pyjamas de sa fille à la maison.

Oui, votre bébé a besoin de vous. Bien sûr, il ne s'agit pas de vous culpabiliser si, un jour, vous ne pouvez vous rendre à son chevet. Toutefois, sachez que votre présence régulière, aimante et soutenante lui est essentielle. L'enfant a besoin de ce lien affectif pour s'accrocher à la vie et se développer. Vous pouvez l'aider à acquérir un sentiment de sécurité qui favorisera son bien-être et lui transmettre une bonne énergie qui l'aidera à récupérer et à grandir.

La maman d'une petite puce, née à 26 semaines, avait l'impres-sion que l'amour des parents faisait pousser les bébés prématurés. Une maman qui chaque jour, passait de longues heures au chevet de son fils, avait la douce impression d'être encore enceinte d'un bébé déjà né. Pour une autre, le centre de néonatologie est devenu un véritable cocon, une sorte de gros ventre où elle et son petit garçon — né à 28 semaines — poursuivaient la grossesse.

Non, vous ne perdez pas votre temps aux côtés de l'incubateur. Oui, chère maman, cher papa, votre place se trouve là, tout natu-rellement, et le plus souvent possible. Vous êtes vraiment utiles. Bébé ressent votre présence et se sent alors moins seul. Avec vous, il n'est pas perdu au milieu de l'univers.

■ Il est formidable de constater que, même s'ils travaillent à temps plein, de plus en plus de pères passent jusqu'à deux fois par jour à l'hôpital (arrivant ainsi vers 5 ou 6 heures du matin et y retournant en soirée), ainsi qu'une bonne partie du week-end. Au-delà de sa naissance hors-norme et des barrières physiques et affectives des débuts, l'enfant peut alors tisser des relations avec ses deux parents.

Dans de nombreuses unités néonatales, notamment celles qui ont adopté un programme de soins de développement (voir *Tout doucement*, en page 77), les infirmières font tout pour favoriser le contact entre le bébé et ses parents. Dès que possible, elles les invitent à s'engager de diverses façons. Si ce n'est pas le cas, refusez d'être mis de côté. Signalez aux infirmières que vous souhaitez le plus vite possible prendre part aux soins de votre enfant et que vous avez hâte de le tenir dans vos bras et en kangourou (voir *Enfin peau à peau*, en page 70). Au besoin, répétez votre demande, régulièrement. Après tout, c'est vous qui êtes sa maman ou son papa !

Apprendre à décoder son tout-petit

Il n'est pas simple de décoder les pleurs d'un nouveau-né à terme… alors que dire des mimiques, des gestes, des pleurs, des attitudes, des émotions, des subtiles modifications de comportement, ainsi que de la coloration d'un bébé prématuré ? Au début, cela peut vous sembler une mission impossible. Cependant, même si cet aspect de votre rôle de parent s'apparente souvent à celui d'un détective chargé de découvrir et de décrypter des indices, vous vous apercevrez que plus vous passez de temps avec votre enfant, plus vous le connaissez et plus vous comprenez ses signaux corporels. Ceci vous permettra, avec l'aide de l'infirmière, d'apprendre à les traduire et de mieux vous adapter à ses besoins.

■ Selon Heidelise Als, une éminente chercheuse américaine spécialisée dans le domaine du développement de l'enfant, le nouveau-né émet, en réaction à son environnement, des indicateurs comportementaux qui traduisent sa capacité à adapter et à organiser son propre fonctionnement. Il possède un mécanisme de régulation et une façon de garder un certain équilibre qui lui est propre. Afin de conserver cet état d'équilibre, le bébé envoie, par le biais de son corps, des signaux de plaisir ou d'ouverture, comme de déplaisir ou de fermeture. Plus l'enfant est né prématurément, moins grande est sa capacité d'adaptation. Une maladie ou une longue hospitalisation interfèrent également avec le processus d'adaptation. Néanmoins, la capacité de bébé à faire face à son environnement augmente au fil des jours. Il s'agit d'un processus normal de maturation.

Bientôt, vous serez à même de voir si votre bébé traverse une période d'éveil calme et qu'il est prêt à communiquer avec vous ou si, au contraire, il a besoin de repos ou s'il se sent inconfortable. Lorsque vous commencerez à lui parler ou à le masser, vous saurez s'il aime la stimulation que vous lui offrez ou si, à l'inverse, cette dernière le stresse. Dans ce cas, il conviendra d'arrêter immédiatement. Fermez un instant vos yeux et imaginez ce qu'un fœtus peut percevoir et ressentir lorsqu'il se trouve dans le ventre de sa mère. Quels sont les mots ou les sensations qui vous viennent en tête ? Probablement…

- chaleur ;
- lumière, bruits et sons de voix tamisés ;
- battements de cœur en sourdine ;
- sensation d'apesanteur et d'un doux bercement ;
- corps en position de flexion, avec l'utérus comme douce frontière de ce cocon ;
- confort ;
- possibilité de s'agripper à quelque chose qui le sécurise (ses pieds, son visage ou le cordon ombilical) ;
- mouvements de déglutition puisqu'il avale du liquide amniotique.

Ces éléments vous aideront à faire un parallèle avec les actions à poser pour aider votre bébé à retrouver son calme et à se recentrer. Par exemple, l'allaitement saura le réconforter par le contact physique et la chaleur de votre corps, le bruit de votre cœur en sourdine et le fait de téter votre lait à parfaite température. De même, le fait d'emmailloter votre bébé lui fournira la chaleur, la douceur et la sécurité physique que lui procurait son petit nid utérin. Aussi, le fait de diminuer les bruits et les lumières environnantes ou encore de lui permettre de saisir votre doigt sont autant d'actions qui apaiseront votre bébé.

Il faut du temps pour arriver à interpréter son langage corporel et cela demande un sens aiguisé de l'observation, ainsi que beaucoup d'amour. Cependant, quel plaisir éprouverez-vous à comprendre votre petit trésor ! Vous ressentirez de la fierté et une impression de compétence qui sont à la base même du lien d'affection qui se forge et se solidifie au fil des jours. L'amour et l'engagement dont vous aurez fait preuve vous seront remis au centuple par ce petit être, qui comblera et égaiera vos jours et votre vie tout entière. Réveillez le Sherlock Holmes qui sommeille en vous… Et que commence l'aventure de la découverte des signaux corporels de votre bébé !

Bébé se sent bien

Si bébé se sent bien, il manifeste plusieurs des signes suivants :

- sa respiration est régulière ;
- sa peau est de couleur rosée et non marbrée ;
- son visage est détendu ;
- son regard est brillant, clair et alerte ;
- sa bouche est en forme de « ooh » ;
- il ne tremble pas ;
- il ne tousse pas, n'éternue pas et ne soupire pas à répétition ;
- son corps est bien centré, ses mains et ses pieds sont approchés ;
- ses mouvements sont calmes et harmonieux ;
- il porte ses mains à sa bouche ;
- il s'accroche à votre doigt ;
- ses mains sont ouvertes, ses doigts sont écartés ;
- il se pelotonne en petite boule ;
- il vous regarde ;
- il émet des sons doux sous forme de roucoulement ;
- il ébauche des sourires ;
- il tète paisiblement sa sucette d'amusement ;
- il conserve pendant un certain temps de l'intérêt pour la source de stimulation ;
- il s'endort paisiblement.

Bébé se sent inconfortable

Lorsque bébé se sent inconfortable ou signifie qu'il en a assez :

- sa respiration s'accélère ;
- il fait une apnée ;
- il a le hoquet ;

- son teint pâlit, bleuit ou sa peau devient marbrée ;
- il n'est pas attentif ;
- il détourne les yeux ;
- son regard se voile, semble fatigué, inerte ou paniqué ;
- il éternue, tousse, régurgite ou s'étouffe ;
- il force comme pour faire une selle ;
- il s'agite, sursaute ou tremble ;
- il devient flasque ou, au contraire, il se raidit, arque son cou et son dos ;
- il tire la langue et grimace ;
- il devient irritable ;
- il pleure ;
- il ouvre les bras et ses mains en forme de C (réflexe de Moro) ;
- il se protège le visage avec ses mains ;
- ses doigts forment un éventail ;
- il baille ou s'endort (signe de retrait).

Bébé a mal

Lorsque le bébé ressent de la douleur, il peut présenter plusieurs des signes suivants :

- plisser le front ;
- froncer les sourcils ;
- fermer ses yeux très fort ;
- présenter des mimiques de douleur ;
- son visage est violacé ;
- son visage est crispé ;
- ses lèvres sont pincées ;
- sa bouche est ouverte ;
- son menton tremble ;
- sa succion s'accélère ;
- ses membres se raidissent ;
- ses mains ou ses pieds sont crispés ;
- il effectue un mouvement de retrait, comme se protéger le visage avec la main ou retirer son bras ou sa jambe, par exemple lors d'une perfusion ;
- il semble prostré, anormalement immobile ;
- il bat des membres inférieurs de façon non coordonnée ;
- s'il n'est pas intubé, ses pleurs ou cris sont plus forts, plus intenses et prolongés que d'habitude ;
- il gémit ;

- il semble inconsolable ;
- le contact est difficile ou impossible ;
- il ne parvient pas à s'endormir ;
- son sommeil est agité ou interrompu par de fréquents réveils en dehors des périodes de soins.

Parler à son bébé

Le langage a pour première fonction de sécuriser bébé. En effet, même un nouveau-né prématuré reconnaît la voix de sa mère ainsi que celle de son père, plus grave. *Pour la maman d'un bébé né à 33 semaines de grossesse, parler à son tout-petit représentait une continuité avec la grossesse durant laquelle, lorsqu'elle se retrouvait seule et au calme, elle s'adressait à lui.*

Pour bébé aussi, malgré tous les bouleversements survenus depuis sa naissance, entendre la voix de son papa ou de sa maman constitue un fil conducteur, un cordon ombilical affectif. En effet, le fait de parler à son bébé dès sa naissance renforce l'attachement mutuel.

Que lui raconter, à ce petit bout de chou, pendant ses périodes d'éveil calme, quand ses signaux corporels vous montrent qu'il est prêt pour interréagir avec vous (voir *Bébé se sent bien*, en page 67) ? Vous pouvez lui déclarer l'amour que vous ressentez pour lui, lui dire que vous avez hâte de le prendre dans vos bras et de lui donner à boire. Racontez-lui d'où il vient. Il est né de votre désir d'enfant, de votre amour, il a passé plusieurs mois à grandir et à évoluer bien au chaud dans le nid maternel. Il est né un peu trop tôt, d'accord, mais il n'y est pour rien. Vous non plus d'ailleurs. Mais le principal, c'est que vous êtes là, près de lui, et que vous le serez toujours. Vous pouvez lui dire que vous êtes fier de lui, parce qu'il se bat vaillamment pour vivre et grandir, qu'il est votre champion.

Expliquez-lui aussi qu'un jour, vous le ramènerez à la maison. La vie ne se limite pas à l'unité néonatale, à se faire piquer le talon pour les prises de sang, à se faire gaver ou à subir des succions. Il existe une vie belle, qui l'attend au dehors, pleine de couleurs, d'oiseaux, de fleurs, de jeux et de rires. Bébé a peut-être une grande sœur ? Un cousin qui a à peine quelques mois de plus et avec qui il pourra jouer plus tard ? Il a des grands-parents, des oncles et des tantes… Parlez-lui d'eux. Ainsi, votre enfant prend sa place au cœur de sa famille.

Bien entendu, on ne noie pas son tout-petit dans le langage, mais on lui parle à petites doses. Et si bébé démontre le moindre signe de saturation (voir *Bébé est inconfortable*, en page 67), il convient d'arrêter et de le laisser se reposer en silence.

Enfin peau à peau!

Voici venu le temps d'une autre grande première! L'état de santé de votre bébé est assez stable. Votre enfant est désormais capable de garder suffisamment longtemps sa température hors de l'incubateur pour que vous puissiez le porter peau à peau, dans votre chaleur et votre odeur. Quel précieux moment, combien émouvant, lorsqu'on tient enfin son tout-petit lové tout contre soi, qu'on le hume et qu'on sent sur la peau son souffle chaud! Vous serez sans doute très touché de ressentir au plus profond de vous le bien-être de votre enfant et de réaliser que c'est vous, cher parent, qui êtes la source de ce réconfort. Et quand viendra le temps de remettre votre bébé d'amour dans son incubateur ou dans son petit lit, il y a fort à parier que vous attendrez avec impatience la prochaine séance de kangourou.

La maman d'un garçon né à 25 semaines a pu le prendre en kangourou le jour de ses trois semaines, quand il pesait 681 g. Les premiers instants, elle a eu peur de le briser, mais elle a très vite senti le bonheur l'envahir, à tel point qu'elle a presque bondi de joie, et s'est prise à imaginer que si elle avait réellement pu sauter, elle aurait touché le plafond! Cette mère et son conjoint riaient de bonheur, ainsi que l'infirmière qui a partagé ce moment inoubliable avec la petite famille.

Par ailleurs, les parents de jumeaux nés à 28 semaines ont été ravis de voir que leurs deux fils les distinguaient l'un de l'autre: quand ils étaient sur papa, ils s'apaisaient avant de s'endormir, tandis que sur maman, ils gigotaient et léchaient sa peau.

Autre anecdote: la première fois que le papa de deux petites filles nées à 27 semaines a pu prendre en kangourou la jumelle survivante, il se sentait si nerveux qu'en un rien de temps, ils se sont tous deux retrouvés trempés de sueur. Après un quart d'heure d'immobilité, le père a commencé à ressentir des crampes, mais n'a pas osé bouger. Au cours des séances suivantes, il a appris à se détendre, à se replacer ou à replacer sa fille au besoin. Dès lors, ces moments où il sentait battre le cœur de sa toute-petite contre sa poitrine et durant lesquels elle lui souriait ont constitué la récompense attendue de ses visites assidues à l'hôpital.

■ La méthode kangourou

La méthode peau à peau, aussi appelée «méthode kan-gourou», a été mise au point il y a une trentaine d'années dans un hôpital de Bogota, en Colombie. Ses objectifs : lutter contre un taux de mortalité très élevé chez les bébés prématurés et compenser pour les moyens techniques insuffisants. Ainsi, un bébé prématuré stable, peu importe son poids, est placé contre la poitrine de sa mère qui lui fournit chaleur et alimentation en le nichant sur sa poitrine, peau contre peau. Le père aussi est mis à contribution.

Ainsi, bébé a l'occasion de faire l'expérience de sensations agréables qui ressemblent à celles qu'il a vécues dans le ventre de sa maman. Par exemple, contre la peau de sa mère ou de son père, il retrouve les battements de cœur entendus durant la grossesse. Il sent et il goûte même à la peau de maman (senteurs et goût s'apparentant à ceux du liquide amniotique). De plus, la position en flexion fait une continuité avec la position fœtale dans laquelle il se trouvait dans le ventre de maman.

Quant à vous, le papa, vous apportez à ce contact privilégié une dimension supplémentaire, puisque votre enfant peut agrip-per les poils de votre thorax, ce qui lui procure du réconfort.

Même si cette méthode d'incubateur humain est extrêmement simple, elle comporte des avantages nombreux et substantiels, parmi lesquels on retrouve, pour le bébé :

- des taux sensiblement moindres de mortalité et d'infection ;
- une meilleure capacité d'interaction ;
- une transition davantage harmonieuse entre les états de veille et de sommeil ;
- la diminution du stress et l'augmentation des périodes de sommeil et de leur qualité ;
- la régularisation des rythmes cardiaque et respiratoire. Conséquence : il fait moins d'apnées-bradycardies, non seu-lement pendant la période peau à peau, mais aussi le reste du temps ;
- la stabilisation ou la diminution des besoins en oxygène ;
- l'adaptation métabolique, puisqu'on constate des valeurs san-guines de glucose plus élevées (taux de sucre dans le sang) ;
- la mise au sein précoce en cas d'allaitement, un allaitement fréquent et presque exclusif ;
- le succès de l'alimentation orale ;

- un gain de poids plus rapide ;
- un congé plus précoce.

Pour vous les parents, la méthode kangourou fait chuter le taux de frustration liée au manque de contacts physiques avec votre bébé et au manque d'intimité. Même si ce moment peau à peau se déroule à la vue de tous, plusieurs parents parviennent rapidement à se centrer sur leur tout-petit, recréant ainsi une bulle d'amour où ils sont tous deux seuls au monde. De plus, cette méthode favorise la production de lait. L'après-kangourou constitue donc un moment idéal pour exprimer votre lait, chère maman. Désormais, le fait de pouvoir prendre chaque jour votre bébé peau à peau favorise l'émergence ou le renforcement du sentiment de compétence parentale ainsi que de l'estime de soi. Enfin, vous et votre bébé pouvez établir un lien profond et une belle connivence.

En 1983, l'Unicef reconnaissait les bienfaits de la méthode kangourou. Depuis lors, dans de très nombreuses unités néonatales, parents et bébés profitent de ce rendez-vous amoureux. En ce qui concerne le moment où l'on vous donne le feu vert pour commencer à prendre votre enfant peau à peau, chaque service de néonatologie applique des protocoles qui lui sont propres en ce qui concerne le temps quotidien alloué au kangourou, la politique en matière d'apnées-bradycardies et le fait que bébé reste ou non sous respirateur. De tels protocoles assurent le bon déroulement de ce contact privilégié.

■ LA MÉTHODE DANS L'UNITÉ NÉONATALE
D'UN CENTRE HOSPITALIER QUÉBÉCOIS

- Cinq minutes avant de commencer la méthode kangourou, placez dans l'incubateur la couverture et le bonnet qui recouvriront le nouveau-né. S'il se trouve dans un petit lit, la couverture et le bonnet peuvent être préalablement chauffés dans un réchaud prévu à cet effet.
- Le parent doit se laver les mains et s'assurer que sa peau est propre et non parfumée, surtout sur le thorax.
- Dans un deuxième temps, le parent doit dénuder sa poitrine et revêtir une blouse d'hôpital. Cependant, dans certains centres hospitaliers, le parent peut garder les vêtements qui recouvrent le haut de son corps, si ceux-ci présentent une ouverture en avant. Le parent ne dénude alors sa poitrine qu'au moment où le nouveau-né est placé

contre lui. Il est important de mentionner que la mère doit enlever son soutien-gorge et que le parent doit enlever ses bijoux afin de favoriser un contact optimal et d'éviter les blessures sur la peau fragile du nouveau-né prématuré. Quant à ce dernier, il doit porter un bonnet de coton ou de lainage pour éviter une perte de chaleur par la tête et de n'être vêtu que d'une couche.

- On doit déplacer le nouveau-né de façon à ce qu'il se sente en sécurité entre les mains de la personne qui le manipule. De même, on évite les changements brusques de position, afin que ce moment ne soit pas une source de stress pour lui. Ainsi, pendant le déplacement, les membres du nouveau-né seront regroupés en flexion (en position fœtale). De plus, les mains doivent soutenir en tout temps la base du nouveau-né, c'est-à-dire sa colonne vertébrale. Une main soutient sa nuque, tandis que l'autre est placée sous les fesses. Certains établissements de santé insistent pour que ce geste soit fait par un membre de l'équipe soignante, tandis que d'autres permettent aux parents de le faire.

- Le parent s'assied confortablement dans un fauteuil ou une chaise berçante. Cependant, on recommande une position inclinée à 60 degrés, afin que le nouveau-né soit bien lové dans sa position.

- Afin de faciliter la respiration du nouveau-né, on place sa tête sur le côté et on la penche légèrement vers l'avant ou dans une position neutre. De même, ses membres sont placés en légère flexion, le plus près possible de la ligne médiane de son corps. On favorise également le mouvement main-bouche. Tous ces principes rappellent ceux de la position fœtale.

- Le parent recouvre le nouveau-né de la couverture chaude, puis de la jaquette d'hôpital ou de ses vêtements.

- On mentionne aux parents de profiter de ce moment précieux et privilégié avec leur nouveau-né pour lui chuchoter des mots doux, le bercer et le caresser. On vérifie la tolérance du bébé à ces stimulations multisensorielles.

- On prévoit un environnement calme durant les interventions de la méthode kangourou.

Le retour dans l'incubateur ou dans le petit lit se fait généralement par l'infirmière qui s'occupe de l'enfant ou, dans certaines conditions, par le parent.

Nourrir son bébé

Bien des mamans espèrent toujours qu'elles vont finir par allaiter leur bébé. Et nombre d'entre elles parviennent à le faire. *Une maman a été très fière, trois semaines après la naissance de ses jumeaux nés à 28 semaines, de les mettre enfin au sein.* Ce n'est vraiment pas parce qu'un bébé est prématuré qu'il faut mettre une croix sur l'allaitement. Dans nombre d'unités néonatales, on fait tout pour aider les mères qui souhaitent allaiter à y arriver un jour et le plus tôt possible. Si vous rêvez de donner le sein à votre bébé, cherchez une alliée au sein de l'unité néonatale. Ce sera peut-être l'infirmière de votre bébé, une autre infirmière à qui l'allaitement tient à cœur ou encore une infirmière spécialisée dans l'allaitement du bébé prématuré. Celles qui y croient dur comme fer et possèdent beaucoup de connaissances théoriques comme pratiques s'avèrent de formidables entraîneures. Elles montrent à la maman comment s'y prendre pour allaiter un bébé qui ne possède pas encore toujours toute la force et la maturité requises pour téter adéquatement, ou encore un bébé qui a la dysplasie broncho-pulmonaire. Bref, elles ne ménagent pas leurs énergies pour aider la maman à atteindre son but. N'ayez pas peur de répéter régulièrement que vous avez hâte de mettre votre bébé au sein. Votre motivation et votre détermination constituent, non pas une garantie de succès, mais des conditions presque essentielles pour y arriver.

Plusieurs mamans qui ont réussi à allaiter leur bébé mentionnent le soutien très important de leur conjoint dans ce projet. Le papa aussi est convaincu des bienfaits du lait maternel et de l'allaitement. Il est heureux que son bébé puisse en profiter. Il encourage sa femme, la valorise dans ce rôle, souligne ses efforts et leur réussite. Parfois, il participe même en allant porter le lait qu'elle a exprimé dans le congélateur prévu à cet effet, en lui apportant leur bébé tandis qu'elle est assise dans le fauteuil, prête pour l'allaitement ou encore en les photographiant tous deux, devenant le reporter ému et enthousiaste d'une grande première et de moments de bien-être.

Enfin, pour avoir une chance d'atteindre son objectif, il faut bien entendu maintenir une bonne production lactée en continuant à exprimer son lait régulièrement.

Une brochure pleine de conseils pratiques pour la maman qui désire allaiter son bébé : Ginette Mantha et Francine Martel. *J'allaite mon bébé prématuré.* Éditions Préma-Québec, 2006, 36 p.

■ Durant son hospitalisation, la bouche du bébé est le cadre de nombreuses stimulations désagréables, voire douloureuses (succion, gavage, présence du tube endotrachéal, etc.). Pas étonnant que, par la suite, le petit associe souvent cette région à des stimulations négatives, qu'il soit dès lors sur ses gardes et refuse parfois carrément tout boire ou nourriture. À Rocourt, en Belgique, une unité néonatale a mis au point un programme de stimulation buccale du bébé qui permet de stimuler sa succion, de faciliter l'apprentissage du boire et de prévenir les troubles de l'alimentation que rencontrent plusieurs prématurés. ■

CHAPITRE 5

Tout doucement

Dans l'utérus, votre fœtus était protégé, notamment de stimulations trop fortes. Il flottait en apesanteur dans le liquide amniotique et au fur et à mesure qu'il grandissait, il adoptait ce qu'on appelle une position fœtale, c'est-à-dire une flexion physiologique importante pour le contrôle global du corps et le développement normal des mouvements. La lumière qui parvenait jusqu'à lui était fortement tamisée et les sons étaient feutrés.

Lorsqu'il naît trop tôt, bébé ne bénéficie plus de ces conditions optimales. Or, ses sens sont encore en émergence, ils sont fragiles et le bébé est vulnérable. Le fait d'être étendu de tout son long dans l'incubateur est à l'opposé de la position dont il a besoin, à ce stade de son développement. De plus, il a besoin de beaucoup de repos. Tout cela exige une grande adaptation de la part du bébé. Pour l'aider à poursuivre son développement et à récupérer, il convient de recréer un environnement le plus paisible possible. En effet, une surstimulation prolongée entraîne parfois des manifestations de stress qui se présentent à la çhaîne et qui désorganisent le bébé. Par contre, un environnement contrôlé, attentif et respectueux des besoins du bébé l'aide à s'organiser et à se sentir bien.

NIDCAP : un programme formidable

Le programme NIDCAP (*Neonatal Individualized Developmental Care and Assessment Program*) a été développé aux États-Unis par le docteur Heidelise Als. En français, ce programme d'intervention précoce s'appelle « Programme individualisé d'évaluation et de soins de développement ». Cette approche très humaine, préventive et individualisée du bébé prématuré repose sur une observation attentive de son comportement, afin de comprendre ses besoins particuliers. En essayant d'y répondre le mieux possible, on vise à améliorer la qualité de vie du bébé hospitalisé. La création d'un environnement moins stressant favorise son développement dans ses composantes comportementale, neurologique, relationnelle et affective. Le programme NIDCAP veille donc :

- d'une part, à diminuer les stimulations auditives, visuelles, vestibulaires et tactiles et à réduire les manœuvres douloureuses à ce qui est vraiment indispensable ;
- d'autre part, à adapter des stimulations agréables au stade de développement du bébé et à un positionnement physiologique.

L'application du programme comporte de nombreux effets positifs, notamment sur :

- la diminution de la douleur et du stress imposés au bébé ;
- la durée de la ventilation et de l'oxygénation ;
- la prise de poids et l'alimentation ;
- la durée de l'hospitalisation ;
- l'établissement d'une bonne relation parent-bébé ;
- le développement du bébé.

Cela explique que, partout dans le monde, de plus en plus de professionnels de la prématurité suivent une formation sur les soins de développement (programme NIDCAP ou autre type de formation) et que de plus en plus d'unités néonatales mettent au point un programme de soins de développement. Nombre d'études confirment les bienfaits de cette approche. Plusieurs spécialistes s'entendent maintenant pour dire que les soins du développement ne constituent pas un simple « plus », mais qu'ils sont essentiels pour le bien-être, la santé et le développement du bébé prématuré.

Protéger le toucher du bébé

Dans son corps encore pourvu de caractéristiques fœtales, le nouveau-né prématuré expérimente des sensations tactiles inappropriées pour son stade de développement, à cause des soins et des manipulations diverses qu'il doit subir. Son système nerveux sensoriel, encore immature, se retrouve facilement saturé. Si l'enfant ne connaît que des expériences négatives dans ce domaine, il peut, à long terme, développer une aversion pour le toucher.

Une maman avait tellement de peine ! Dès qu'elle touchait le visage ou le cou de son bébé, celui-ci évitait tout contact et se mettait à pleurer. De même, lorsqu'elle le prenait dans ses bras ou voulait lui faire des câlins, il refusait ces contacts et la repoussait. Rien d'étonnant à ce que ce petit garçon, né à 25 semaines, ait fini par acquérir une hypersensibilité et des automatismes de défense, tout comme d'autres bébés ayant subi tant d'expériences tactiles désagréables et douloureuses durant leurs premières semaines. Situation bien difficile à vivre pour un cœur de mère ou de père… Difficile aussi pour bébé, car pour bien se développer, celui-ci a besoin du toucher aimant, agréable et respectueux de ses parents.

Au fil de son hospitalisation et dès que son état le permet, le nouveau-né prématuré pourra donc expérimenter des attentions particulières qui auront pour but de lui fournir des sensations tactiles agréables. Ainsi, le toucher ne rimera pas toujours avec stress et souffrance, mais aussi — le plus souvent possible — avec bien-être, réconfort, plaisir, détente et sécurité.

■ LE TOUCHER : MODE D'EMPLOI

Il est très important que vous touchiez votre bébé. Vous et votre conjoint êtes en effet les meilleures personnes au monde pour le faire. Au fil des jours, cette proximité physique se développera. Cependant, avec un bébé prématuré, il faut savoir comment toucher.

- Évitez de laisser en permanence votre main dans l'incubateur et de stimuler sans arrêt le petit pied de votre bébé ou encore de lui tenir tout le temps la main. Assurez-vous de toujours respecter le sommeil de votre tout-petit et ne commencez jamais à le toucher quand il dort, sauf dans un cas bien précis : vous pouvez réveiller votre bébé tout en douceur juste avant qu'un soignant ne s'apprête à lui donner les soins (par exemple une aspiration) parce que, de toute façon, il se ferait réveiller de façon désagréable. Demandez à l'infirmière qui s'occupe de votre bébé de vous indiquer l'horaire des soins prévus pour lui.
- Réconfortez-le toujours avant, pendant et après qu'il reçoive ses soins, dans la mesure du possible. Bien sûr, il arrive qu'on ne puisse être présent lors de l'exécution d'un soin, que ce soit pour des raisons liées à vous (peur de voir souffrir son bébé, par exemple) ou à l'équipe soignante.
- Aimeriez-vous être touché par un géant qui n'aurait même pas pris la peine de se nommer ni d'annoncer ce qu'il va vous faire ? Certainement pas ! Lorsque vous vous apprêtez à toucher votre bébé, assurez-vous toujours de lui offrir une douce transition. Prévenez-le doucement de votre présence : « Gabriel, c'est papa. Je vais mettre ma main sur toi. Tu me diras si tu aimes ça ou non. »

- De même, avant de retirer délicatement votre main, aver-tissez votre bébé : « Gabriel, papa doit partir. Je vais revenir demain ». Votre main couvrait le dessus de la tête de votre bébé ? En déposant un petit rouleau, une petite peluche ou une débarbouillette à l'endroit où vous venez de l'enlever, vous créez une délicate transition.

- Ayez en tête ce que ressentait votre bébé dans son univers utérin. Le liquide amniotique et la barrière utérine l'enve-loppaient entièrement. Quand vous touchez votre bébé, qui possède encore des caractéristiques fœtales, faites-le de façon globale, enveloppante, et jamais du bout du doigt, comme vous auriez peut-être tendance à le faire, vu sa toute petite taille et sa fragilité. Un toucher du bout du doigt ou un effleurement très léger sur une partie de son corps est diamétralement opposé à ce qu'il vivait dans l'utérus et cela représente une stimulation tactile désagréable pour lui.

- Pour ce faire, rentrez un bras dans l'incubateur et entourez-en votre bébé, un peu comme si votre bras faisait office de barrière utérine. Déposez votre autre main globalement sur son corps, douce et chaude pression lui rappelant celle du liquide amniotique.

- Expérimentez différents types de toucher et essayez de découvrir ce que préfère votre bébé. Certains aiment avoir une main de leur parent qui repose sur leur tête et l'autre sur leurs fesses. D'autres aiment sentir deux mains sur leur tronc.

- Quelle que soit la posture de prédilection de votre enfant, ramenez ses bras et ses jambes en flexion près de son corps (et éventuellement les mains près de son visage, toujours pour lui rappeler la posture du temps où il était fœtus).

- Dans ces conditions, bébé est calme, centré et en sécurité. Ce moment est souvent propice à la communication entre vous et lui : il se peut qu'il vous regarde dans les yeux pen-dant dix ou quinze secondes, cherchant à établir un contact avec vous. La manière de le toucher fait parfois toute la différence !

Votre bébé est votre guide. Soyez à l'écoute de ce qu'il vous dit par ses signaux corporels. S'il montre le moindre signe de fatigue ou de stress, c'est le temps d'arrêter votre stimulation. Par contre, s'il a l'air d'aimer ça, c'est que ça lui fait du bien. Et c'est vous, cher parent, qui lui procurez ce bien-être.

Par la suite, vous trouverez un bon exemple de toucher bienfaisant avec la méthode kangourou (voir *Enfin peau à peau!* en page 70). Le bain emmailloté en est un autre : cette façon originale de donner un bain au bébé prématuré fait partie intégrante de l'esprit qui prévaut dans les soins de développement. Cette méthode offre à l'enfant la sécurité de l'emmaillotement, le confort de l'eau, la chaleur par immersion de son corps et un écho pas trop lointain du milieu aquatique utérin.

■ Le bain emmailloté est décrit étape par étape dans l'ouvrage de Marie-Josée Martel et Isabelle Milette : *Les soins de développement – Des soins sur mesure pour le nouveau-né malade ou prématuré. Montréal : Éditions du CHU Sainte-Justine, collection Intervenir, 2006. 194 p.* Vous y trouverez, entre autres, des suggestions supplémentaires pour promouvoir en douceur non seulement le sens du toucher de votre tout petit bébé, mais aussi ses autres sens, et pour lui offrir les conditions optimales de son développement. Rédigé par deux infirmières résolument du côté des bébés et de leurs parents, l'une d'entre elles ayant eu des jumeaux prématurés, cet ouvrage très pratique, accessible et passionnant aborde le sujet en profondeur.

Enfin, un bébé déjà plus grand, qui a été transféré aux soins intermédiaires ou à l'hôpital qui l'a référé, est souvent heureux de recevoir un massage. Encore une fois, il convient cependant d'être à l'écoute de l'enfant. Aime-t-il ce que vous lui faites ? Si oui, on continue un peu. Ou exprime-t-il des signes de déplaisir ? Alors, on arrête.

Protéger l'ouïe du bébé

Parfois, la fonction auditive d'un bébé prématuré est encore très immature. Les cils de sa cochlée sont trop immatures pour être continuellement en vibration. Le nerf auditif lui-même est immature. Et pourtant… les oreilles d'un bébé né trop tôt sont soumises à bien des bruits, comme celui du moteur de l'incubateur, du respirateur, des alarmes, de la fermeture des portes de l'incubateur, des conversations dans l'unité, etc. Pour réduire les sources de bruit et l'inconfort résultant de cette surstimulation, les soignants peuvent notamment veiller à :

- éliminer régulièrement la condensation formée dans les tubes du respirateur;
- réduire l'intensité des alarmes sonores des moniteurs;
- répondre rapidement aux alarmes;
- utiliser des alarmes visuelles de préférence aux alarmes sonores;
- éloigner le téléphone des incubateurs et réduire l'intensité de sa sonnerie;
- répondre sans tarder au téléphone;
- éloigner les poubelles à couvercle métallique des incubateurs et penser à les fermer doucement.

Les soignants et les parents peuvent aussi veiller attentive-ment:

- à ouvrir et à refermer doucement les portes de l'incubateur;
- à ne jamais rien déposer sur ce dernier et à ne pas écrire en s'appuyant sur l'incubateur, comme sur un plan de travail, afin d'éviter les bruits par résonance;
- à envelopper d'un linge une éventuelle boîte musicale;
- à déplacer délicatement les chaises;
- à éviter de parler fort au chevet du bébé, tout comme dans l'ensemble de l'unité;
- à couvrir, lors des périodes de dodo du bébé, tout l'incubateur ou une partie de celui-ci avec une couverture étouffant les bruits ambiants.

Protéger la vue du bébé

Les yeux du petit prématuré ne sont pas encore matures. Il n'a notamment pas encore développé sa pigmentation du fond de l'œil ainsi que de l'iris. Or, cette pigmentation possède une action protectrice contre la lumière. Il est donc essentiel de diminuer l'intensité lumineuse de son environnement. Le personnel soignant peut:

- fermer les stores ou abaisser les pare-soleil;
- n'allumer les néons qu'en cas de nécessité;
- diminuer l'intensité lumineuse et régler l'éclairage au minimum pour la nuit;
- effectuer un changement d'éclairage de façon graduelle;
- instaurer et, dans la mesure du possible, respecter un cycle jour-nuit;

- utiliser un couvre-incubateur ou déposer une couverture sur l'incubateur ou à la tête du petit lit, afin que bébé, dès que son état est stable, puisse dormir dans la pénombre ;
- éloigner des fenêtres un bébé qui risque de présenter une rétinopathie du prématuré ;
- protéger les yeux du bébé pendant les traitements nécessitant une lumière directe.

Protéger l'odorat du bébé

Pour réduire la surstimulation olfactive et éviter une source d'agression supplémentaire, le personnel soignant peut notam-ment veiller à ouvrir les tampons d'alcool et de solution désin-fectante hors de l'incubateur et à ôter de celui-ci, immédiatement après son utilisation, tout tampon imbibé d'une solution. Les soignants ainsi que les parents limiteront aussi, autant que pos-sible, l'utilisation de produits de toilette parfumés. Lorsque votre bébé se trouve dans vos bras ou peau à peau, il est préférable qu'il perçoive votre odeur à vous, plutôt qu'une quelconque eau de toilette qui risque de l'incommoder.

Protéger et promouvoir la fonction vestibulaire du bébé

La fonction vestibulaire concerne le sens du mouvement et de l'équilibre. On manipule bébé au ralenti, avec infiniment de douceur et selon des principes de roulades.

On lui évite évidemment tout changement brusque de posi-tion.

Bercer doucement un bébé, en position fœtale, lui rappelle le temps où il se trouvait dans le ventre de sa maman et cela lui procure réconfort ainsi que détente. Dès que l'état de votre bébé est stable, vous pouvez le bercer dans son incubateur et par la suite dans son petit lit ou à l'extérieur de celui-ci (lors du contact peau à peau, par exemple). Pour ce faire, glissez une main par les hublots de l'incubateur et placez-la sous la nuque de votre enfant et glissez l'autre sous son dos et ses fesses, puis soulevez-le de quelques centimètres. Ses petites jambes sont repliées sur lui. Au besoin, maintenez-les en position fléchie (position fœtale) à l'aide de votre pouce et de votre index. Offrez-lui ce bercement bienfaisant, tout en le maintenant dans les airs. De plus, si l'état de votre bébé est stable et qu'il n'est plus dans un incubateur, vous pouvez le bercer quand il est agité, qu'il pleure ou qu'il est incapable de trouver le sommeil.

S'il tolère cette stimulation, vous pouvez lui parler en même temps ou lui chanter une berceuse (stimulation auditive agréable). Plus votre bébé approche de son congé et plus il est mature, plus il tolérera des stimulations simultanées. Pour un bébé plus immature, le simple fait de le bercer peut s'avérer suffisant et ainsi ne pas engendrer de signes d'inconfort.

Enfin, lorsque bébé a quitté son incubateur, vous pouvez en profiter pour le promener dans sa chambre en position verticale (soit son ventre contre vous, la tête qui dépasse votre épaule ou son dos contre votre haut du corps bien maintenu avec vos deux mains). Ces petits déplacements stimuleront agréablement son sens vestibulaire tout en lui permettant de découvrir l'environnement d'un autre point de vue.

Dans certaines unités néonatales, bébé bénéficie de physiothérapie ou de kinésithérapie de développement.

Protéger le sommeil du bébé

Bébé a besoin de beaucoup de sommeil. Cependant, il est loin d'être facile de se reposer quand on séjourne aux soins intensifs et qu'on subit à répétition des manipulations et des traitements. Dès lors, le personnel soignant est attentif à avoir tout le matériel nécessaire à portée de la main, pour que les soins durent le moins longtemps possible. On veille aussi à regrouper les soins et les manœuvres thérapeutiques. Idéalement, le changement de position se fait en même temps que les autres soins, à moins que bébé semble inconfortable. Toutes ces attentions visent à éviter de déranger bébé sans arrêt et à lui accorder des moments de répit et de repos.

Les professionnels s'arrangent donc, dans la mesure du possible, pour respecter les périodes de sommeil du bébé. Quant à vous, cher parent, ne réveillez jamais votre enfant. Cela est parfois frustrant, surtout lorsque vous devez partir avant qu'il s'éveille. Vous avez de la peine parce que vous vous dites qu'il ne saura pas que vous êtes resté un bon moment à son chevet et que vous n'avez pas pu lui dire, yeux dans les yeux : « À demain, mon bel amour ». Cependant, son besoin de repos est prioritaire et, en le respectant, vous aidez votre bébé.

Dites-vous que vous n'êtes pas venu pour rien : vous avez veillé sur le sommeil réparateur de votre petit trésor et il se peut que, même en dormant si paisiblement, il ait ressenti votre présence. Et pourquoi ne pas demander à sa gentille infirmière de lui dire que vous avez dû partir, que vous étiez content qu'il dorme si bien et que vous reviendrez demain.

Promouvoir un bon positionnement

Avant sa naissance, le fœtus évolue dans un petit nid douillet. Lorsqu'il naît avant terme, le bébé ne possède pas suffisamment de tonus musculaire ni de maîtrise pour maintenir une position de flexion (regroupement sur lui-même). De plus, il n'a pas bénéficié de la flexion physiologique dont a profité un nouveau-né à terme durant les dernières semaines de son séjour dans le ventre de sa maman lorsque, se retrouvant à l'étroit, il s'est replié sur lui-même. Or, en position de flexion physiologique, un bébé naissant a les bras et les jambes proches de son corps. De plus, sa tête et son tronc sont en légère flexion. Il est donc regroupé et non éparpillé, perdu dans l'espace. Il se sent en sécurité et est davantage organisé.

Chez le bébé prématuré, on observe plutôt la tendance contraire, c'est-à-dire l'extension du corps. Autrefois, quand les bébés prématurés étaient déposés sur le dos ou sur le ventre, ils adoptaient la position dite « de la grenouille », c'est-à-dire que leurs genoux et leurs hanches, trop écartés, s'écrasaient sur le matelas sous l'effet de la pesanteur. Quant à leurs épaules, elles étaient en extension et leurs bras, repliés vers le haut, se retrouvaient « en chandelier ». Cela occasionnait inconfort, raideurs, douleurs, stress et désorganisation, d'autant plus qu'un bébé prématuré n'est pas capable comme un bébé à terme de changer rapidement de position quand il se sent mal à l'aise. Cette très mauvaise posture entraînait, comme résultats à long terme, des déformations diverses et des anomalies du développement.

Les études ont prouvé qu'un bébé prématuré, qui possède des caractéristiques fœtales, se développait mieux lorsqu'il était confortablement installé dans une position physiologique de flexion. Celle-ci favorise notamment un développement harmonieux de son système musculosquelettique, une meilleure respiration ainsi qu'un sommeil de meilleure qualité. Aujourd'hui, dans les unités néonatales, on est attentif à ce que le tout-petit jouisse du plus grand confort possible, d'un positionnement confortable et physiologique, et de fréquents changements de position. Ainsi, au lieu de perdre son énergie à lutter contre un environnement inadapté, il l'utilise plutôt à récupérer et à grandir.

Avant, étalé bien souvent tout nu dans son incubateur, le bébé prématuré était perdu, physiquement dans un monde bien trop vaste pour lui. Aujourd'hui, le positionnement physiologique comprend ce qu'on appelle un soutien postural ou encore un enveloppement et l'assurance de bornes physiques. Bébé est positionné à l'aide de boudins tout doux, de serviettes, d'un support entre les genoux, de sacs de billes en vinyle souple, placé dans le cocon douillet d'un petit nid de positionnement ou encore emmailloté. L'important réside dans le fait que les principes de la position fœtale sont respectés (membres regroupés près de son corps et légère flexion de la tête et du tronc). Vous aussi pouvez contenir votre bébé bien regroupé sous votre main. Dès que possible, le fait de porter un petit pyjama offre aussi des bornes physiques à bébé.

Bref, celui-ci n'est plus, désormais, égaré comme un extra-terrestre au milieu de l'univers. Il dispose de frontières physiques qui, en recréant un environnement à son échelle et un petit nid à sa mesure, lui font prendre conscience des limites de son corps, le rassurent et l'apaisent.

Le positionnement physiologique comprend des positions variées (sur le dos, sur le ventre et sur le côté) adaptées à l'état de santé de votre bébé. Le roulement des positions permet de prévenir dans une certaine mesure :

- la dolichocéphalie, c'est-à-dire le moulage de la tête caractéristique du bébé prématuré ;
- la plagiocéphalie positionnelle ;
- le torticolis ;
- les déformations articulaires et anomalies motrices.

Découvrez les positions qui conviennent à votre bébé en discutant avec son infirmière, et aussi avec l'ergothérapeute ou la physiothérapeute (pour le Québec), la psychomotricienne, la kinésithérapeute (pour la France, la Belgique, le Luxembourg, la Suisse). Bientôt, vous aussi apprendrez à bien positionner votre bébé et à lui offrir confort et bien-être.

Téter pour le plaisir

La succion non nutritive fait aussi partie des soins de développement. Elle aide le bébé à retrouver son calme et à se consoler. Ainsi, on propose souvent une sucette d'amusement lors de manœuvres qui entraînent un désagrément pour l'enfant, par exemple l'insertion d'un cathéter ou le gavage. Parfois, des personnes s'inquiètent du fait que l'on suggère d'utiliser une sucette alors que les infirmières sont supposées favoriser l'allaitement maternel, si précieux pour le bébé prématuré, et que sucette et boire au sein ne vont pas toujours de pair (une tétine artificielle peut être à la source de la confusion sein-tétine). Cependant, il a été démontré que l'utilisation de la sucette pendant les gavages permet au bébé d'associer le plaisir de téter à la sensation réconfortante de son estomac qui se remplit. Lorsqu'un bébé naît à terme, il possède un réflexe de succion. Téter, cette action qui a l'air si simple, devient compliquée quand le bébé prématuré n'en possède pas encore le réflexe ou qu'il l'a désappris. Il s'agit donc de stimuler et d'entretenir ce réflexe avec une sucette d'amusement. Ainsi, il développe beaucoup plus tôt sa capacité de succion, qu'il mettra à profit bientôt, au sein ou au biberon.

La sucette constitue une précieuse source de stimulations buccales qui, d'une part, procure à l'enfant bien-être et plaisir et qui, d'autre part, lui permet de s'apaiser et de se consoler. Ainsi, par la bouche, il n'expérimente pas que des sensations désagréables engendrées par l'insertion de tubes endotrachéals et de tubes de succion et de gavage, ainsi que par l'administration de médicaments par voie orale.

De même, dès que l'état de votre enfant le permet et que son réflexe de succion est présent, favorisez la mise au sein, même s'il ne prend que trois ou quatre gorgées de lait. Si ce réflexe n'est pas encore présent, vous pouvez quand même lui présenter le sein. Il passera la langue sur votre mamelon et découvrira le goût de votre lait. Cette occasion de se familiariser tranquillement avec l'allaitement le prépare aux tétées. Pour les premières expériences d'allaitement, il est particulièrement important de diminuer toutes les autres sources de stimulation et de privilégier un endroit calme.

CHAPITRE 6

Le décès du bébé

Même si les taux de survie des bébés prématurés sont bien plus élevés qu'il y a 25 ans, et malgré l'impressionnante technologie déployée et toutes les énergies mises en œuvre par l'équipe médicale, malgré tout l'espoir et l'amour de ses parents, il arrive malheureusement qu'un bébé décède.

La perte d'un enfant né à 25 semaines est aussi catastrophique que celle d'un enfant plus grand. En effet, le chagrin ne se mesure nullement en centimètres ni en kilogrammes. Perdre un enfant est toujours profondément bouleversant. Bien souvent, les parents avaient désiré cet enfant et s'étaient attachés à lui au fil de cette grossesse écourtée. Ils voulaient transmettre la vie. Ils souhaitaient fonder une famille ou agrandir celle-ci, rêvaient d'un enfant rempli de vitalité qui se développerait sans problèmes, bref, ils avaient beaucoup d'espoirs et de rêves pour cet enfant-là… et les voilà devant la mort. Cet événement semble tout à fait contre nature. Il fait voler en éclat le cycle de la vie et en anéantissant les points de repère.

Quand un arrêt de traitement est envisagé

Lorsqu'un médecin constate son impuissance à sauver un bébé prématuré, il demande à rencontrer les deux parents. Il leur fait alors part de la situation et leur explique qu'à son avis (et bien souvent selon l'avis de l'équipe), on ne ferait que prolonger son agonie en continuant à lui prodiguer des soins extraordinaires. Le mieux, alors, c'est de ne pas s'acharner inutilement et de soulager les souffrances de l'enfant. Par exemple, un très grand prématuré placé sous ventilation à haute fréquence reçoit 100 % d'oxygène. Malgré ces manœuvres extraordinaires, l'analyse de ses gaz sanguins démontre que ses poumons ne fonctionnent pas. La décision qui justifie l'arrêt de traitement et notamment le débranchement du respirateur est motivée par l'intérêt de l'enfant, ou bien c'est que l'on considère le traitement comme futile, bébé n'étant tout simplement pas viable. Le médecin propose alors aux parents de changer d'optique de soins et de soulager les souffrances de leur enfant.

Dans d'autres cas, la probabilité d'un décès est élevée, mais si jamais le bébé survivait, il en garderait à coup sûr de graves séquelles. Par exemple, un bébé a fait une hémorragie cérébrale de grade 4 avec hydrocéphalie. Comme il cesse de plus en plus fréquemment de respirer, il y a de fortes chances qu'il décède à brève échéance. Cependant, il n'est pas impossible qu'il récupère suffisamment pour survivre. Si c'est le cas, il conservera des séquelles majeures : il sera multihandicapé. Dans un cas comme dans l'autre, le médecin propose souvent aux parents de soulager leur bébé pour diminuer ses souffrances. Les parents peuvent alors accompagner leur enfant. Désormais, le soutien par ventilation mécanique est inutile pour guérir ou améliorer la situation.

Enfin, il arrive de plus en plus souvent que les parents eux-mêmes remettent en question la pertinence de tenter à tout prix de sauver leur bébé extrêmement prématuré, très malade ou connaissant des complications sévères qui laisseront très certainement des séquelles lourdement invalidantes, même si on ne peut prédire à cette étape la forme qu'elles prendront ni le degré de sévérité de celle-ci. Les parents savent très bien que si leur bébé survit, le jour où il obtiendrait son congé de l'hôpital, il sortirait de l'existence des soignants, alors que pour eux, les choses ne feraient que commencer.

■ À QUOI S'ATTENDRE LORSQU'ON PARLE DE SÉQUELLES MAJEURES ?

Lorsqu'un médecin prévient les parents que leur bébé a de fortes chances de conserver des séquelles majeures, cette mise en garde signifie que l'enfant présente un risque élevé de cumuler plusieurs déficiences parmi lesquelles on peut trouver :

- une paralysie cérébrale et, souvent, parmi les types de paralysie cérébrale, la plus sévère d'entre elles, la quadriplégie spastique, qui consiste en une atteinte des quatre membres, souvent associée à d'autres atteintes du système nerveux central ;
- une cécité ;
- une surdité ;
- une déficience intellectuelle ;
- de l'épilepsie ;
- un état neurovégétatif ;

- des problèmes alimentaires nécessitant une alimentation par gavage ou en purée à long terme et parfois à vie ;
- des problèmes respiratoires nécessitant des soins constants.

Une décision déchirante

Les parents d'aujourd'hui souhaitent avoir leur mot à dire dans des décisions qui, d'une part, touchent la chair de leur chair et, d'autre part, les concerneront toute leur vie. Selon une étude récente, 75 % des médecins pensent que les parents préfèrent ne pas participer à la décision. La même étude montre que la perception des parents, dans une situation identique, est très différente : 75 % d'entre eux déclarent souhaiter prendre la décision, mais mentionnent que le médecin ne les laisse pas nécessairement faire.

Un néonatalogiste signale que lorsque les médecins sont sensibles et posent des questions aux parents, ceux-ci leur font vite comprendre s'ils tiennent ou non à s'impliquer dans la décision.

Au point de vue des émotions, il est bouleversant d'avoir à décider de mettre fin ou non aux jours de son enfant. Cela remet en question certaines valeurs, par exemple le respect de la vie. Cela est terrible, mais oui, le rôle du parent comporte parfois des aspects aussi extrêmes que ceux-là.

Un père qui, avec sa conjointe et en accord avec le médecin, a décidé de refuser l'acharnement thérapeutique et donc de ne rien tenter pour faire survivre leur bébé né à presque 23 semaines de grossesse, a eu l'impression, même s'il s'agissait de la décision la plus difficile de sa vie, d'avoir pris sa responsabilité de parent.

D'autres parents ressentent de la colère, particulièrement lorsqu'ils ont remis en question la pertinence de réanimer le bébé à la naissance ou de l'intuber, alors qu'il se trouvait à la limite de la viabilité. Par la suite, si leur bébé leur est enlevé dès l'instant de sa naissance, subit l'artillerie lourde d'une réanimation intensive et une souffrance qu'ils jugeaient inutile, ils ressentent souvent une grande amertume du fait qu'on n'a pas tenu compte de leurs avis ou de leurs souhaits et qu'on a ainsi privé leur bébé d'une mort plus douce.

Il arrive que les parents, paralysés par leurs émotions, se sentent incapables :

- de gérer toute la peine engendrée par la situation et de prendre une décision ;
- de faire pencher la balance dans un sens ou dans l'autre, en fonction de ce qui pourrait arriver plus tard à leur enfant ;
- de fonctionner autrement qu'au jour le jour, dans le moment présent.

Dans ce cas, c'est à l'équipe médicale — et particulièrement au médecin — à les soutenir dans cette épreuve. En discutant avec eux, le néonatologiste les guidera dans cette réflexion et fera émerger leurs valeurs. Par exemple, interrogé, un parent avoue au médecin qu'il se sent incapable de vivre avec un enfant très lourdement handicapé, mais ajoute que pour son enfant, il lui est impossible de prendre une décision. Le médecin doit donc prendre la sienne, non en fonction de ses propres valeurs, mais selon celles des parents du petit. Il peut offrir un certain traitement, mais en sachant qu'il ne doit pas sauver l'enfant à tout prix. Il doit parfois surmonter ses propres convictions quand il se trouve, par exemple, devant des parents qui, étant passés par le parcours du combattant en clinique de fertilité, exigent qu'on tente tout pour sauver leur enfant, même si on leur prédit que celui-ci risque très fortement de conserver des séquelles lourdement invalidantes.

Lorsque les parents ont affaire à un médecin qui fait preuve d'humilité, de tact, qui se pose des tas de questions sur l'arrêt de traitement, qui n'a pas de réponses toutes faites, et pour qui chaque cas est unique, qui comprend leur douleur et fait preuve d'une grande compassion, alors, la médecine se montre très humaine et à son meilleur. Ensemble, en partenariat, parents et professionnels cheminent et prennent une décision, non pas la meilleure, mais la moins mauvaise possible. En effet, entre la mort ou la vie certainement lourdement hypothéquée, il n'y a pas de véritable bon choix.

Les parents peuvent également faire appel à d'autres ressources, comme un ministre de leur culte, un travailleur social, une infirmière ou encore une association de parents d'enfants prématurés qui les accompagneront dans leur cheminement.

Malgré le fait que la situation était désespérée, une maman musulmane ne pouvait se résoudre à accepter que l'on extube son bébé. Elle se disait que dans sa religion, seul Allah pouvait décider de la vie ou de la mort. Elle a consulté un imam reconnu dans son pays natal, en Algérie. Celui-ci, après réflexion, lui a expliqué qu'Allah n'avait pas fait son bébé avec ce tuyau qui le maintenait en vie. Pour cette raison, il était justifié d'accepter que l'on extube son bébé et qu'on le laisse dans l'état où Allah l'avait fait. Lui seul déciderait si ce bébé devait vivre ou non.

Ce qui a aidé d'autres parents à prendre leur décision, c'est la pensée du choix qu'ils souhaiteraient pour eux-mêmes si, à la suite d'un grave accident, par exemple, ils se retrouvaient maintenus en vie à l'aide d'un respirateur, alors qu'il était presque certain qu'ils conserveraient des séquelles majeures irréversibles. Rares sont les adultes qui manifestent la volonté de vivre avec un avenir aussi hypothéqué. Si ça ne rend pas le choix moins douloureux pour autant, ça le rend du moins plus acceptable au point de vue de l'éthique.

Il est rarissime qu'il y ait urgence au point que cette décision doive se prendre sur-le-champ. La plupart du temps, les parents peuvent s'accorder quelques heures et même quelques jours si nécessaire, pour prendre cette décision en leur âme et conscience. Cela est important, parce qu'ils auront à vivre le restant de leur existence en paix avec leur choix. Cette décision est d'autant plus difficile à prendre qu'elle doit réunir les deux parents. Si ceux-ci sont en désaccord, il faut laisser à chacun le temps de réfléchir sur les choix possibles visant le mieux pour l'enfant. Souvent, ce laps de temps — ainsi que l'évolution du tableau clinique — permet de préciser les besoins du bébé et d'arriver à un consensus non seulement dans le couple, mais aussi avec l'équipe médicale.

Prendre tout le temps nécessaire pour s'informer et discuter avec des personnes qui savent de quoi on parle permet de se sentir appuyé dans sa décision. En effet, il peut être écrasant de porter cela seul. Le « mieux », c'est quand la décision est prise conjointement par les parents et par le médecin. Parfois, c'est la décision des parents, et elle est appuyée par le médecin, qui en endosse la responsabilité.

Il arrive, même si c'est rare, que les parents ne se sentent pas soutenus par l'équipe médicale (et même parfois regardés de travers, comme s'ils étaient des égoïstes qui prenaient ce type de décision de gaieté de cœur!) Chaque hôpital possède un comité d'éthique auquel il est possible de faire appel. En général, cependant, les décisions sont prises par les parents et le néonatologiste qui connaît bien l'état du bébé, contrairement aux membres de ce comité.

À l'inverse, d'autres parents veulent à tout prix que leur bébé survive. Alors, le fait de rencontrer le psychologue ou le psychiatre de l'hôpital permet de faire émerger les raisons qui font qu'il est si important que ce bébé-là vive (par exemple, la fécondation *in vitro*, le deuil de l'incapacité de procréer et d'être parent), malgré les souffrances qu'il aura à endurer et les atteintes importantes que l'on pressent pour sa vie future. Il se peut que ce soit pour des raisons religieuses et, dans ce cas, il est possible d'impliquer un membre de la communauté religieuse. Il se peut que ce soit parce que ce bébé-là est le seul vivant, alors que la maman a eu des fausses couches à répétition. En effet, lorsqu'on envisage un traitement palliatif, la décision finale relève toujours du cas par cas, parce que l'impact de la naissance d'un bébé est différent pour chaque parent. Elle dépend entre autres de l'histoire familiale de la mère, tout comme du père, et de la personnalité de chaque parent, de leurs valeurs et du rôle que ce bébé-là doit jouer dans leur vie. Enfin, parfois des parents se raccrochent à l'idée que leur bébé doit survivre, peu importe dans quelles conditions, et pour des raisons qui n'ont jamais été dites. En dernier ressort, on respecte la décision des parents, à moins qu'elle soit carrément contraire à ce que le médecin considère comme de l'intérêt de l'enfant.

C'est une expérience tout à fait hors du commun que d'avoir à prendre une décision de ce type (peu importe le sens dans lequel elle va, par exemple quand on décide d'offrir les soins requis, mais de ne pas faire de réanimation). En effet, rares sont les gens qui, dans leur entourage, connaissent des parents ayant perdu un enfant en période néonatale. Et personne ou presque n'a de cousine ou de collègue ayant dû prendre la décision de faire cesser la vie d'un bébé. Ou qui a fait le choix inverse et se retrouve avec un enfant très handicapé. La plupart du temps, on ne s'est même jamais imaginé, avant d'y être brutalement confronté, qu'une telle situation soit possible... Dans bien des unités néonatales, on offre d'office un soutien émotionnel à ces parents, sous la forme d'une ou de quelques rencontres avec un psychologue, un psychiatre, un travailleur social ou encore une infirmière spécialisée en deuil périnatal.

Vivre avec sa décision

Un parent accompagne son enfant dans les réussites, les moments de joie comme dans les difficultés, les échecs et les peines... et aussi parfois dans les derniers moments de vie, même si ce n'est pas du tout ce à quoi on s'attend. Cette idée personnelle, un néonatologiste la communique souvent aux parents parce que, d'après son expérience, il la trouve réconfortante.

Plusieurs parents trouvent donc un certain réconfort dans la conviction qu'ils ont joué leur rôle en accompagnant leur bébé pour le petit bout de vie qu'il avait à vivre. Cette certitude fait en sorte qu'ils finissent par se sentir en paix avec leur décision, même si, de temps à autre, quand l'absence de leur bébé se fait intolérable, il leur arrive de la remettre en question, pendant quelques minutes ou quelques heures. Cependant, ils finissent par revenir à la raison. D'accord, Mathilde aurait peut-être été là, aujourd'hui, mais dans quel état ? Néanmoins, les parents qui s'en sortent bien dans leur deuil ont toujours beaucoup de peine d'avoir perdu leur bébé. Il restera toujours en eux une trace de cette blessure-là.

Un an plus tard, une maman continuait à se sentir révoltée : pour elle, qu'un parent doive prendre ce type de décision était profondément contre nature ! Elle avait encore l'impression qu'elle devait justifier la décision qu'elle et son conjoint avaient prise. Des tas de questions continuaient à l'assaillir : était-ce bien, socialement parlant, ce qu'ils avaient fait ? Le jumeau survivant leur en voudrait-il, plus tard, lorsqu'il apprendrait son histoire et celle de son frère ? Quant à ce dernier, le principal intéressé, aurait-il souhaité que ses parents le débranchent ? Allait-il leur en vouloir ? Un jour, cette maman a pris sa plume et a écrit une longue lettre d'amour à son bébé décédé en lui expliquant le pourquoi de leur « choix ». Se confier à son enfant l'a finalement aidée à vivre avec la décision la plus déchirante de sa vie.

Accompagner bébé jusqu'à son dernier souffle

Lorsque la médecine et la technologie, même la plus avancée, s'avouent impuissantes, c'est au tour de l'humain à prendre la relève. Les parents sont invités à s'installer dans un petit salon où on leur apporte leur bébé. Ils peuvent alors le tenir peau à peau contre eux ou dans leurs bras, le bercer et vivre pleinement leurs émotions. Quand le bébé qui décède a une jumelle ou un jumeau, il est possible de demander qu'on amène ce dernier dans son incubateur. Les parents peuvent aussi choisir de partager ce moment si intense avec quelques personnes très proches.

■ Les grands-parents, du côté maternel comme paternel, peuvent être présents pour soutenir les parents et accompagner leur petit-fils ou leur petite-fille. Dans l'entourage, plus il a de personnes qui auront vu le bébé encore vivant ou juste après sa mort et passé du temps avec lui et ses parents, plus cela ancrera ce qui vient de se passer dans la réalité. Leur présence est bien plus concrète que si on leur présentait bébé sur quelques photos floues où l'on distingue parfois mieux les fils et les tubes que le petit être humain qu'ils ont essayé en vain de rattacher à la vie. Ces proches ont davantage tendance à comprendre ce que vivent les parents quand ils ont eux-mêmes vu de leurs propres yeux l'objet de tout cet amour, de ces espoirs, puis de ce déchirement, et qu'ils ont ressenti eux-mêmes des émotions envers ce tout petit bébé malchanceux et envers la souffrance de ses parents. Or, pour ces derniers, il est important de pouvoir parler, plus tard, avec leurs proches de ce bébé-là, tout petit mais qui a réellement existé. Cela les aide à traverser leur deuil. De plus en plus, on reconnaît également que les grands-parents aussi vivent un deuil et qu'ils ont ■ besoin de soutien.

Si l'équipe médicale est attentive à préserver l'intimité de la famille dans ces moments difficiles, celle-ci n'est pourtant pas abandonnée à elle-même. L'infirmière passe de temps en temps. Elle soutient les parents dans leur épreuve et prend des photos d'eux avec leur bébé, s'ils le souhaitent. Elle prodigue également des soins de confort au tout-petit. Elle est attentive, par exemple, à ce qu'il soit tenu bien au chaud, à le nourrir et à ce que sa couche soit changée au besoin. Elle lui administre la médication nécessaire pour lui éviter de souffrir. Ces soins palliatifs ne prolongent pas la vie du bébé. Seulement, en tant qu'être humain, il a le droit d'être traité dignement. Pas question, donc, de laisser un bébé mourir de déshydratation.

Enfin, l'infirmière vérifie ses signes vitaux. En effet, contrairement à ce qu'on pourrait croire, un bébé débranché ne s'éteint pas nécessairement immédiatement. Si cela peut arriver, c'est quand même l'exception. Certains enfants décèdent au bout de trois ou quatre heures, voire parfois après quelques jours. En effet, le bébé prématuré possède un petit cœur tout neuf, costaud et très tolérant à l'acidose. Quand les parents n'ont pas été prévenus de la durée possible du processus, ils se demandent parfois, lorsque leur petit trésor ne s'éteint pas à très brève échéance, s'il ne leur envoie pas le signe qu'il veut continuer à se battre pour vivre. Ce n'est pourtant pas le cas. Le bébé n'est pas viable ou, dans le cas où il y a une possibilité qu'il survive, il conserverait à coup sûr des déficiences invalidantes qui grèveraient lourdement sa qualité de vie ainsi que la leur, par la même occasion. C'est pour cette raison qu'une décision d'arrêt de traitement a été prise, d'un commun accord, par les parents et l'équipe médicale. Il s'agit de durs moments à traverser, parfois les plus pénibles d'une vie, mais il importe de se concentrer sur sa présence au bébé, dans «l'ici-et-le-maintenant».

En s'accordant le plus de temps possible avant que leur bébé rende son dernier souffle, les parents se donnent l'occasion de lui confier leur amour, de lui expliquer que s'ils avaient pu choisir, les choses se seraient passées autrement, cela, il peut en être sûr, et de lui faire sentir que s'ils l'autorisent à partir (ce qui demande énormément d'amour de leur part), il fera à jamais partie de leur famille et de leur cœur… Plusieurs parents signa- lent que le fait d'avoir eu le temps de confier à leur bébé tout ce qu'ils avaient à lui dire leur a permis de ressentir une certaine paix intérieure, même si celle-ci n'empêche pas la souffrance.

S'il est infiniment poignant de devoir faire ses adieux à son enfant, les parents ne regrettent cependant jamais d'avoir pris le temps nécessaire pour accompagner leur petit bébé. C'est parfois la première fois qu'ils ont l'occasion de le tenir dans leurs bras ou encore qu'ils le voient sans le tube du respirateur, sans lunettes de protection pour la photothérapie et sans fils.

> Dans ces conditions, le travail de deuil a tendance à mieux se dérouler que du temps où l'on escamotait la réalité de la mort d'un nouveau-né. Jadis, le deuil était souvent compliqué du fait de ne pas montrer le bébé décédé à ses parents qui, dès lors, ne conservaient de lui aucun souvenir tangible, «pour ne pas aggraver la peine», disait-on.

Pour les parents croyants, il peut être important de faire bap- tiser leur enfant par l'aumônier en présence de son parrain, de sa marraine et des proches. Plusieurs parents prévoient un gâteau et il est loin d'être incongru de tenir une telle fête, très sobre mais chaleureuse. C'est l'occasion de souligner avec amour et dignité le passage sur terre de ce bébé-là. Ces souvenirs sont alors par- tagés par plusieurs personnes. Dans le but d'aider les parents dans leur travail de deuil, on leur remet des preuves tangibles de l'existence de leur bébé, si brève fût-elle (petit bonnet, bracelet du bébé, mèche de cheveux, empreinte de pied, de main, photos, etc.) Un rituel d'adieu et des funérailles constituent aussi des éléments aidants.

Un double deuil

Quand on n'a pas d'autres enfants ou parfois quand, dans une famille reconstituée, le père a déjà des enfants à lui, tandis que pour sa nouvelle conjointe, il s'agissait de son premier bébé, le parent vit un double deuil. Prendre la décision de fonder une famille constitue une étape de croissance dans la vie d'une personne et d'un couple. En plus de la douleur de perdre leur petit Hugo ou leur petite Rosalie, ils vont vivre beaucoup de peine de ne pas pouvoir jouer ce rôle de parent pour lequel ils se sentaient prêts. Ils la ressentent avec d'autant plus d'acuité que, dans leur entourage, il y a des bébés et de jeunes enfants. Les études montrent que le risque de dépression, surtout chez la mère, est beaucoup plus grand après la perte d'un bébé lorsque celle-ci n'a pas d'autres enfants. Pas parce qu'un enfant en remplace un autre; cela est absolument faux. Mais bien en raison du fait que les aînés sont pleins de vie, qu'il faut continuer à s'en occuper et donc à se lever le matin, à préparer les repas, etc. Eux, avec leurs jeux, leurs rires, leurs mimiques, leurs paroles, leur spontanéité et leur amour nous tirent du côté de la vie, tout simplement.

Contrairement à celle qui a déjà un autre enfant, ou deux ou même davantage, la toute nouvelle mère qui perd son unique bébé ne parvient pas à se dire : « Tu es capable ! Tu es une femme comme les autres. » Au contraire, elle se sent bien souvent à part. La grande majorité des femmes réussissent à donner naissance à un bébé viable et en bonne santé. Pour la belle-sœur, les amies, les voisines et les collègues de travail, cela va de soi, tout simplement. Alors, pourquoi cela lui arrive-t-il, à elle ? Pourquoi à leur famille ? Pourquoi leur bébé pourtant attendu dans la joie ? Cela peut engendrer de profonds sentiments d'injustice, de révolte et de frustration, ainsi qu'une perte d'identité et une chute de l'estime de soi. À cela s'ajoute parfois la peur sourde de ne jamais réussir à avoir d'enfants.

Le sentiment de ne pas être arrivée à « faire ses preuves » est d'autant plus vif chez les femmes faisant carrière. Alors que d'habitude, elles gèrent efficacement leur vie et que devant un problème, elles l'affrontent et finissent par trouver une solution, devant la perte de leur bébé elles se sentent totalement démunies. Un tout nouveau papa peut également être terrassé par des sentiments de perte de contrôle et d'échec. Cependant, la naissance d'un enfant ne constitue pas un événement comme les autres ; il ne s'agit pas d'un domaine de plus où il faut « réussir ».

Cher papa, chère maman, ce que vous ressentez est tout à fait normal, vu la situation. Vous êtes en effet loin d'être les seuls à souffrir de ces sentiments-là. Bébé vous est « passé sous le nez », comme un doux et douloureux mirage. Néanmoins, il s'agit du vôtre. D'accord, dans l'immédiat du moins, vous ne pousserez pas fièrement de poussette sur le chemin du parc, mais vous restez à jamais les parents de ce tout-petit. Votre situation est totalement différente de celle d'un adulte qui n'a jamais eu d'enfant. Vous avez sans doute vécu de la joie pendant la grossesse. Et peut-être aussi des instants de bonheur depuis la naissance.

Une maman contemplant avec infiniment de douleur son fils né à 25 semaines qui se trouvait dans un état critique, s'est étonnée de ressentir également des émotions apparentées au bonheur de le trouver si bien proportionné et si mignon, avec ses belles petites mains et ses adorables petits pieds. Une fois son bébé décédé, elle s'est souvenue de cette sensation d'émerveillement, ce qui a réussi, par moments, à adoucir sa souffrance. Au cours de ces 38 heures hors du temps, elle et son conjoint ont passé de longs moments au chevet de leur bébé. Ils ont touché sa peau d'une infinie douceur, lui ont dit des mots d'amour, ont pris des photos de lui et, enfin, l'ont tenu tout contre eux pour le grand passage, au moment où, après avoir combattu si vaillamment, il a rendu les armes. Et cette maman en deuil a toujours retenu ce que l'infirmière lui avait affirmé : même si c'était pendant une bien trop courte période, elle et son conjoint avaient néanmoins joué à fond leur rôle de parents et s'étaient montrés la meilleure maman et le meilleur papa possible pour leur enfant.

Il est très important pour les personnes n'ayant pas d'autre enfant d'être reconnues par leur entourage comme les parents de ce bébé-là. Les funérailles peuvent s'avérer très utiles à ce point de vue.

Quand on perd son conjoint, sa conjointe, on est veuf ou veuve. Quand on perd son parent, on devient orphelin. Malheureusement, il n'existe pas de mot pour désigner le terrible statut de celui ou celle qui perd un enfant. Et pourtant... cette différence-là, vous la porterez au plus profond de vous pendant toute votre vie.

Les étapes du deuil

La perte d'un bébé engendre chez ses parents un cycle d'émotions intenses reliées au deuil, qui se rapprochent de la même gamme de sentiments que peuvent ressentir les parents après la naissance prématurée de leur bébé, ou encore lorsqu'ils apprennent que leur enfant conservera de sa prématurité une déficience sévère. Le processus de deuil constitue un cheminement par lequel une personne endeuillée parvient, avec le temps, à surmonter son chagrin. Il comporte cinq grandes étapes : le choc initial, la protestation, la désorganisation, la réorganisation et, enfin, l'adaptation.

- Le choc initial : cette étape se caractérise par une gamme d'émotions violentes, comme l'anéantissement, l'angoisse, un sentiment d'impuissance, etc. *La vie de la maman d'une petite fille née à 23 semaines était rythmée par tous les soins à lui apporter. À son décès, elle s'est sentie dévastée, mais aussi terriblement désœuvrée.*
- La protestation : les parents refusent la situation. Ils vivent un sentiment d'irréalité et ne demandent qu'une chose, se réveiller de ce cauchemar. Cette étape est nécessaire. Elle constitue un mécanisme de défense contre la trop grande brutalité du choc. Il est difficile notamment de se représenter son enfant et de croire que l'on n'a pas rêvé, qu'on a réellement accouché (notamment dans le cas d'une césarienne) lorsque par exemple, le bébé prématuré est mort-né, meurt à la naissance ou dans les heures qui suivent, parfois dans un autre hôpital où il a été transféré. Dans ce cas, il est fréquent que les sentiments d'irréalité et d'étrangeté prédominent durant les premiers jours. Cependant, « oublier » momentanément qu'on est blessé ne fait pas disparaître la blessure. Refouler en soi ses émotions ne règle pas le problème : tôt ou tard, elles referont surface. Le seul moyen de vivre ce deuil est de se permettre d'avoir mal, d'être en colère ou déprimé. Lorsque les parents ont un ou deux autres bébés à l'unité néonatale, le travail de deuil survient parfois plus tard. Pour le moment, ils doivent conserver leurs énergies, ainsi que des pensées positives pour les bébés survivants. Ils vivront en son temps la douleur d'avoir perdu un de leurs jumeaux ou triplés.
- La désorganisation : la perte est ressentie comme irréversible. On constate, durant cette période, une recrudescence de l'angoisse et de la douleur. Les parents vivent un sentiment de déchirure irréparable ainsi que de l'isolement. Tous les points

de repère volent en éclats, tout est remis en question, que ce soit la notion de vie, de mort ou encore de famille. La peine et la sensation de manque sont omniprésentes, insoutenables ou en sourdine. Parfois, le chagrin n'atteint son apogée que plusieurs mois après le décès. Le parent tente, tant bien que mal, de survivre à l'état dépressif qui suit la perte de son enfant. Il peut souffrir de malaises causés par un stress extrême : insomnie, manque d'appétit ou problèmes digestifs, pertes de mémoire, difficultés à se concentrer et à s'organiser dans les tâches de tous les jours, etc. Le désespoir est mêlé d'anxiété, de colère et d'agressivité. La situation est perçue comme étant profondément injuste. Pourquoi cela nous arrive-t-il ? Pourquoi à nous ? Le parent cherche une cause. Il se culpabilise ou encore il en veut à la terre entière.

- La réorganisation : le parent ne se résigne pas encore à la dis - parition de son enfant, mais souhaite donner un sens à cette perte. Désormais, il est particulièrement conscient de la fra - gilité de la vie. Même si la peine est toujours là, les émotions violentes ont tendance à s'apaiser et il n'est plus constamment submergé par le chagrin. Il y a de bons et de mauvais jours... Son bébé n'occupe plus toutes ses pensées et il n'éprouve plus le besoin d'en parler à tout le monde. Même si ce souvenir reste triste, le parent devient capable de songer à son bébé sans pleurer. Il se réadapte petit à petit à la vie quotidienne.

- L'adaptation ou restructuration : on n'accepte jamais la mort d'un enfant. C'est une cicatrice pour toute la vie... mais on finit par s'adapter à cette situation. A-t-on le choix ? Il faut plusieurs mois, voire plusieurs années, pour surmonter l'épreuve de la mort de son bébé, aussi petit et malade était-il, comme dans le cas de tout autre deuil d'une personne très aimée. Le parent ne sera plus jamais le même. Ses priorités et ses valeurs changent parfois radicalement. Les relations vraies avec les proches, par exemple, deviennent plus importantes que jamais. Le parent peut désormais croiser une femme enceinte ou un bébé sans plus ressentir un profond sentiment d'injustice. Il n'oubliera jamais son enfant et certaines dates ou événements raviveront momentanément sa peine (l'anni- versaire de naissance du bébé, l'anniversaire de sa mort, Noël, etc.), mais il sera à nouveau capable de sortir, de rire avec des proches, de s'investir dans des projets, comme, éventuelle- ment, celui d'avoir un nouvel enfant.

Chaque parent est unique. Il a sa propre personnalité, ainsi que ses expériences de vie. Il traverse le deuil de son bébé à son rythme et à sa manière, différente de celle de son conjoint ou d'un autre parent. Il est important de savoir qu'en tenant compte de la situation, toutes ces émotions sont normales, même si elles sont souvent extrêmes et parfois contradictoires. Elles se succè-dent, se juxtaposent ou s'entrechoquent. Les cycles se suivent dans l'ordre ou dans le désordre. Il arrive aussi qu'on revienne à une étape précédente, mais heureusement, le travail de deuil se termine toujours par l'adaptation. En effet, on avance sur le chemin du deuil parsemé d'embûches, mais on avance tout de même. Et à un moment donné, on aperçoit un petit point lumi-neux à l'horizon. Il s'agit de la lumière au bout du tunnel. Il faut alors continuer à avancer, on est sur la bonne voie. Rien ne ramè-nera jamais l'enfant, mais il fera à tout jamais partie de l'histoire familiale. Quant à la maman, quant au papa, ils finiront par trouver un apaisement.

Partager sa peine

Lorsqu'on a perdu un enfant, on a tendance à se replier sur soi. Cependant, il faut essayer de ne pas perdre pied dans la souffrance, éviter de passer d'un vécu dépressif normal à une dépression grave et ne pas se laisser enfermer dans un grand isolement. En effet, pour se soigner de l'intérieur et pour guérir, la souffrance doit pouvoir s'exprimer, notamment de personne à personne. Or, dans les faits, les gens de l'entourage se sentent parfois si mal à l'aise qu'ils n'osent même plus prendre des nou-velles. Certains parents ont un peu l'impression d'être des pes-tiférés. Ils souffrent de cet abandon. En effet, la mort et la douleur de ceux qui restent font peur à plusieurs et constituent encore des sujets tabous. Pour cette raison, d'autres « proches » se mon-trent maladroits, ce qui heurte les parents endeuillés et les fait se sentir encore plus à part. Comme si la mort ne faisait pas partie de la vie. Comme si on était presque indécent de montrer sa douleur d'avoir perdu un enfant. Il y a des gens, par exemple, qui changent systématiquement de sujet de conversation dès qu'il est question du bébé. D'autres cherchent à tout prix à distraire le parent alors que lui, tout ce qu'il voudrait, c'est partager ce qu'il vit au présent et parler de son enfant.

Avec sa sœur, qui était aussi la marraine de son bébé né à 26 semaines et décédé douze jours plus tard, une maman pouvait parler de lui quand elle en éprouvait le besoin. Il arrivait que les deux jeunes femmes pleurent ensemble. Et étonnamment, par la suite, la maman en deuil parvenait à parler d'autre chose avec sa sœur et parfois même à rire. Cette étroite complicité était ce qui lui faisait le plus de bien dans ces moments si difficiles.

Pas si étonnant : cette mère avait la chance de pouvoir exprimer sans aucune censure ce qui monopolisait ses pensées à une personne qui partageait sa peine. La pression baissait du fait que ses émotions et ses pensées pouvaient jaillir au jour le jour et être accueillies, au lieu de devenir obsédantes parce que ressassées en silence. La maman se sentait tout à coup disponible pour parler d'autre chose.

Par contre, avec les personnes qui cherchaient à tout prix à la distraire de sa peine, elle ne parvenait pas à penser à autre chose qu'à son bébé, dont ils évitaient si soigneusement de parler. Elle refusait cette fausse communication, qui avait pour résultat de l'isoler encore davantage dans sa peine.

Vous pouvez exprimer clairement vos besoins à vos proches ou leur montrer le texte ci-dessous. Il y a de bonnes chances, alors, qu'ils se sentent plus à l'aise et plus à même de vous soutenir.

Comment les proches peuvent-ils aider les parents ?

Chers membres de la famille, amis, voisins, collègues, voici ce que vous pouvez faire pour aider les parents qui pleurent leur petit bébé décédé.

- Reconnaissez la valeur de ce bébé perdu pour eux et leur droit d'avoir de la peine.
- Exprimez votre sympathie. Il est normal que devant un tel drame, on manque de mots. Plutôt que de tenter de noyer votre gêne dans un flot verbal, vous pouvez tout simplement dire : « Je suis vraiment désolé de ce qui vous arrive. » Un regard d'impuissance et de compassion, des larmes non retenues ou encore un geste spontané de réconfort peuvent exprimer bien des choses, dans une circonstance pareille, et toucher les parents.
- Écoutez les parents s'ils manifestent le désir de parler de leur expérience. Sachez que s'ils se mettent à pleurer, ce n'est pas de votre faute ; au contraire, vous leur avez permis de pleurer, ce qui leur fait souvent du bien.
- N'oubliez pas qu'il n'y a pas que la mère à être durement éprouvée. Le père aussi éprouve du chagrin et peut avoir besoin de parler de ses sentiments.

- Posez aux parents des questions sur leur bébé ; même s'il est mort, même s'il avait des anomalies, il avait un poids, une longueur, plus ou moins de cheveux, des ressemblances avec ses parents, ou ses frères et sœurs, etc. Comme les parents d'un bébé vivant, ils peuvent être fiers de parler de lui.
- Demandez à voir les photos, si vous n'avez pas vu le bébé.
- Épaulez les parents dans les tâches de la vie quotidienne, comme apporter des repas, faire le ménage, le lavage, tondre le gazon, garder les éventuels aînés ou faire une belle sortie avec eux, car les parents en deuil n'ont souvent pas d'énergie.
- Pensez à inviter les parents à souper.
- Comprenez que le deuil d'un bébé peut prendre des mois et même des années à se vivre.
- Soulignez avec délicatesse la date anniversaire de la naissance ou de la mort du bébé. Plutôt que de faire de la peine aux parents, le fait que vous y pensiez leur fera chaud au cœur, parce que cela rend plus tangible la courte vie de leur bébé et les souvenirs qu'il a laissés.

Par ailleurs, les attitudes ou les paroles suivantes, qui partent pourtant d'une bonne intention et qui voudraient consoler ou changer les idées, font preuve de maladresse et sont carrément à éviter. En effet, au lieu d'apporter un quelconque soulagement aux parents, elles minimisent au contraire leur peine et aggravent leur sentiment d'être incompris, ainsi que leur isolement.

- Prendre des décisions pour les parents ou tenter de les influencer « pour leur bien ».
- Agir comme s'il n'y avait pas eu de grossesse ni de bébé.
- Changer de sujet si les parents commencent à parler du bébé ou de leur expérience.
- Dire :
    - « Vous êtes jeunes, vous en aurez d'autres ! » *Cela est possible, mais ils ne vivront jamais avec ce bébé qui était le leur. Pour le moment, d'ailleurs, ils ne sont pas en mode « projet » et ne pensent pas à de futurs enfants ; ils pleurent ce petit bébé-là qui a existé et cela, il ne faut pas le nier. Chaque chose en son temps : ne brusquez pas les étapes.*

- « C'est encore plus terrible de perdre un enfant plus vieux, qu'on a connu plus longtemps ! » *Qu'en savez-vous ? Les parents, eux, ont le cœur brisé et ne peuvent pas avoir plus mal.*
- « Consolez-vous : vous avez un beau petit ange au ciel ! » *Alors que les parents vivent l'enfer sur terre...*
- « Au moins, vous avez d'autres enfants ! » ou « Il vous reste l'autre jumeau ! » *Or, un enfant vivant ne console pas d'un enfant perdu. On n'a pas 66,6 % de peine en moins parce que les sœurs du triplé décédé, elles, sont encore en vie.*
- « Changez-vous les idées, arrêtez d'y penser et d'en parler. » *Il est faux de songer que de revenir régulièrement sur le sujet n'avance à rien : en effet, pour bien vivre leur deuil, les parents ont besoin d'y penser et d'en parler, s'ils le désirent. En réalité, ce qui, aux yeux de l'extérieur, n'équivaut qu'à « ressasser toujours les mêmes choses », permet aux parents de vivre chaque étape de leur deuil à leur rythme à eux, ce qui les aide à mieux le traverser et à évoluer. La société actuelle aime les choses rapides et efficaces, mais les étapes du travail de deuil n'ont rien à voir, mais alors strictement rien, avec un programme quelconque qui se déroulerait avec une grande efficacité sur un certain nombre de semaines et dont on ressortirait comme avant. Au contraire, le deuil est un très long chemin et le fait que les parents continuent, à cette étape-ci, à manifester le besoin de parler et de parler encore de la naissance prématurée de leur enfant, de son décès et de la douleur qui les terrasse fait partie de ce travail.*
- « C'est le temps de passer à autre chose, de tourner la page. » *Non, il n'y a pas de temps prédéterminé et les parents feront d'autres projets quand ils seront prêts.*
- « Faites un autre bébé le plus vite possible ; ça vous fera du bien. » *Ils ont à vivre le deuil de ce bébé-ci avant de pouvoir s'attacher à un autre enfant qui ne sera jamais le bébé perdu.*

• Il est inutile de chercher à tout prix à changer les idées des parents en insistant pour les emmener, par exemple, au cinéma ou au restaurant, ou encore faire des courses. Encore une fois, chaque chose en son temps. Si vous sentez une résistance chez eux, c'est que ce n'est pas de ça qu'ils ont besoin, à cette étape.

Les conseils aux proches sont adaptés d'un tableau de Suzy Fréchette-Piperni, infirmière spécialisée en deuil périnatal et auteure de l'ouvrage *Les rêves envolés - Traverser le deuil d'un tout petit bébé*. Éditions de Mortagne, 2005, 464 pages.

En lisant le texte qui précède, plusieurs d'entre vos proches comprendront qu'il ne s'agit pas d'escamoter ce que vous venez de vivre. En leur parlant tout naturellement de votre bébé, vous leur montrez l'exemple et ils finiront par se sentir plus à l'aise. Ils accepteront non seulement que vous abordiez le sujet, mais eux-mêmes arriveront à l'évoquer. Et cela fait du bien ! D'ailleurs, sans que personne ne s'en rende compte, vous leur rendez un fier service. En effet, le jour où il seront à leur tour profondément bouleversés par la mort d'un proche, ils parleront du défunt et exprimeront leurs émotions avec plus de spontanéité, ce qui les aidera à avancer dans leur travail de deuil ! Tout ça parce qu'ils vous auront eu comme modèle... Incroyable et formidable, non, quand on y pense ? Bien entendu, vous auriez bien aimé leur servir d'exemple dans un autre domaine, mais bon, ça, c'est une autre histoire...

Quant aux autres... Nombre de parents endeuillés racontent que certaines personnes — qu'ils prenaient pour des amis — se sont définitivement éloignées après cet événement. Les parents ayant vécu une expérience aussi intense que la mort de leur bébé n'ont plus de temps à perdre avec des relations superficielles. Les vrais amis, eux, restent fidèles. Être proche, c'est partager les bons moments, mais c'est aussi se soutenir dans les moments difficiles.

Les parents endeuillés gagneront à parler de l'épreuve qu'ils traversent à quelqu'un qui connaît le processus de deuil, c'est-à-dire au psychologue, au psychiatre ou au travailleur social attaché à l'unité néonatale, à un ministre du culte, à un parent qui a vécu la même expérience douloureuse ou encore avec un groupe de parents endeuillés.

Au fil des mois, certains parents se rendent compte qu'ils ont besoin d'une aide psychologique, souvent de courte durée, pour dépasser les sentiments extrêmes et la dépression.

En partageant sa peine avec d'autres parents qui comprennent ce que l'on vit, on se sent moins seul et cela aide à faire évoluer le deuil. Le fait de pleurer, d'écrire, de faire de la musique ou de peindre, cela aussi permet d'exprimer des émotions intenses et de vivre le deuil.

CHAPITRE 7

Attention, parents fragiles

Vivre ses émotions et les partager

Après le premier choc, les émotions d'un parent de bébé prématuré continuent bien souvent à être soumises à rude épreuve.

La néonatologiste avait déclaré à une maman qu'un bébé prématuré était une boîte à surprises. Au fil des jours, cette mère s'est aperçue que cela était bien vrai puisque, dans le cas de son petit garçon, quand une complication était en passe de se régler, une autre surgissait. L'inquiétude de vivre avec la boîte à surprises était omniprésente.

Cependant, chacun réagit à sa façon. On a des hauts et des bas. On peut ressentir des émotions ambivalentes. Des sentiments différents à l'égard de chacun de nos jumeaux ou triplés. Peur que l'un ne décède. Bonheur de voir l'autre aller de mieux en mieux. Nos émotions peuvent être lessivées, bloquées, comme s'il s'agissait d'un réflexe de survie pour ne pas s'effondrer. Des parents racontent que tant que la situation était précaire, ils ont agi comme des automates. Certains pleurent très souvent. D'autres jamais. Certains ont le cœur en lambeaux, tandis que d'autres ont l'impression qu'il est soudain insensible.

Plusieurs hommes mettent leurs sentiments de côté de façon à pouvoir tenir le coup, à soutenir leur conjointe «qui a déjà suffisamment de peine comme ça», à s'occuper éventuellement de l'aîné ou des aînés tout en continuant à travailler et en rendant très souvent visite à leur bébé.

Il arrive qu'on ressasse continuellement les mêmes questions sans réponses :

Qu'ai-je fait de mal? Est-ce ma faute? Pourquoi cela nous arrive-t-il à nous? Il est normal de se sentir coupable; très rares sont les mamans qui échappent à ce sentiment accablant. Cependant, il faut aussi se dire qu'aucune mère n'a jamais souhaité accoucher 8, 12 ou 17 semaines avant terme. Dans ce cas, on ne peut même pas dire que vous vous trouviez au mauvais moment au mauvais endroit. Non; vous n'y êtes vraiment pour rien! Et votre bébé non plus! D'ailleurs, une fois sur deux, même les spécialistes n'ont aucune idée de la raison pour laquelle vous avez accouché si tôt.

Parler de ses émotions, positives comme négatives, à son conjoint, à sa sœur, à sa meilleure amie ou encore à un collègue de travail qui fait preuve d'empathie et ne semble pas avoir peur d'aborder les vraies choses permet, d'une part, d'ancrer la situation dans la réalité et, d'autre part, d'en ventiler les effets. Vous avez peut-être l'impression de répéter toujours la même chose en racontant à différentes personnes ce qui vous arrive, à vous et à votre bébé. Cependant, cela vous aide à mieux assimiler ce qui se passe et à vous adapter en conséquence.

Vous avez l'impression qu'il n'est pas possible de vous confier à vos proches, parce qu'ils ne se montrent pas suffisamment ouverts ou sur la même longueur d'onde que vous? À tout le moins, n'hésitez pas à parler de ce que vous vivez avec l'infirmière de votre bébé. Si vous en sentez le besoin, vous pouvez aussi demander à rencontrer un psychologue, un psychiatre ou encore un travailleur social relié à l'unité néonatale. Ce professionnel connaît les multiples effets de la prématurité sur la vie personnelle et familiale. Il sera peut-être enfin cette personne qui comprend ce que vous ressentez. Auprès de lui ou d'elle, vous réaliserez que ce n'est pas vous qui êtes bizarre ou anormal, parce que vous ressentez des émotions si inhabituelles et si volcaniques, mais que ce sont les circonstances qui sont anormales, en ce sens qu'elles diffèrent radicalement de la vie que vous vous attendiez à avoir comme parent d'un bébé.

Il n'est pas toujours facile de faire connaissance avec les parents croisés à l'unité néonatale. Il peut s'avérer très difficile — sur le plan émotif — de suivre, en plus de l'évolution de son propre bébé, les hauts et les bas d'un autre tout-petit. C'est pourquoi certains parents se contentent de se saluer poliment. Néanmoins, il se noue parfois de beaux liens au chevet de bébés voisins. Certains parents se sentent rapidement très proches l'un de l'autre, comprennent ce que l'autre ressent, savent que l'autre comprend ce qu'ils vivent et s'encouragent mutuellement. Se confier à quelqu'un qui passe par une situation similaire apporte un soulagement et le sentiment de ne pas être seul au monde à traverser une telle épreuve.

La maman d'un bébé né à 28 semaines a trouvé très riche et chaleureuse la mixité culturelle qui régnait à l'unité néonatale. Elle était notamment heureuse de retrouver une maman congolaise qui déroulait son boubou pour allaiter son petit garçon en chantonnant des chansons en lingali et qui la rassurait lorsque son propre fils avait le hoquet en lui certifiant que cela faisait grandir les poumons ! Vivre, pendant presque trois mois, au sein de cette communauté de mamans belges, africaines, marocaines, polonaises, etc., toutes différentes et pourtant toutes dans le même bain, l'a portée et lui a fait beaucoup de bien.

Contacter une association de parents d'enfants prématurés permet, là encore, de partager ce qu'on vit avec une intervenante ou avec des parents qui savent de quoi on parle.

Quelle que ce soit la personne à qui l'on se confie, le fait de pouvoir dire ce qu'on ressent, sans fard, permet bien souvent de prendre un peu de recul par rapport à la situation, d'y voir plus clair, d'évoluer, de vivre ses émotions sans se laisser engloutir. Quand on peut laisser échapper un peu de vapeur, on se sent moins sous pression et cela fait du bien.

Tenir le coup devant la douleur de son bébé

Pendant des décennies, on a soutenu qu'en raison de l'imma-turité de son système nerveux, le bébé prématuré ne ressentait pas la douleur. Or, au cours des années 1980, les études ont con-firmé ce que de nombreux parents et soignants pressentaient : le bébé né trop tôt ressent de la douleur. Il l'éprouve même de manière plus intense, plus diffuse et plus prolongée qu'un nou-veau-né à terme, en outre, à cause de l'immaturité des méca-nismes d'atténuation de la douleur. De plus, contrairement à un autre mythe, un bébé ne s'habitue pas à la douleur. Et il a bien des occasions d'avoir mal, par exemple avec les prélèvements sanguins, les injections intraveineuses, la présence du tube endo-trachéal relié au respirateur, la ventilation mécanique, l'intro-duction par la bouche ou par le nez du tube servant à aspirer les sécrétions, ainsi que du tube de gavage jusqu'à l'œsophage, l'ins-tallation des cathéters et voies centrales, le nettoyage des plaies, une ponction lombaire, l'injection intramusculaire d'un liquide douloureux comme un vaccin, les pansements, l'examen radio-logique qui oblige à placer l'enfant dans une position inconfor-table, les complications comme une méningite, une hémorragie intracrânienne sévère, une entérocolite nécrosante ou encore un pneumothorax, ainsi que les chirurgies…

Il fallait que la maman d'un bébé né à 26 semaines surveille ce que le personnel médical faisait à son bébé, c'était plus fort qu'elle.

Comme il se trouvait sur respirateur, il ne pouvait pas pleurer lorsqu'on le piquait, mais il grimaçait et levait la main avant que celle-ci ne retombe, inerte. Elle en avait des frissons et n'en revenait pas que son bébé puisse souffrir ainsi. Au bout de trois semaines, cette maman a cessé de regarder ; elle n'en était plus capable.

La souffrance de leur tout-petit sans défense atteint les parents au plus profond d'eux-mêmes et les renvoie à leur impuissance. Chacun réagit différemment. Pour certains, l'idée même en est insupportable. Ils ne sont pas capables de regarder ni d'être là, par exemple lorsque leur bébé doit subir un enième prélèvement sanguin sur son minuscule talon déjà bleui. On s'arrange d'ailleurs souvent pour faire ce genre d'acte en l'absence du parent. D'autres parents préfèrent être présents, lui parler doucement et le consoler eux-mêmes par la suite. Ils parviennent à rationaliser la situation et à se persuader qu'on n'a pas le choix, que pour le bien de leur bébé, on est obligé d'en passer par là. Nombre d'entre eux signalent néanmoins qu'ils souhaiteraient pouvoir souffrir à la place de leur enfant.

Les parents sont heureux de savoir que le personnel médical est aujourd'hui très attentif à réduire au strict minimum les sources d'inconfort et de douleur, à utiliser une pharmacopée variée, ainsi que de nombreux moyens non pharmacologiques pour soulager et, quand c'est possible, pour prévenir la douleur.

Plusieurs parents restent longtemps traumatisés par le fait que leur bébé a souffert ainsi. Les cicatrices qu'il a conservées leur chavirent encore le cœur, des années plus tard. Certaines mamans trouvent qu'il est très difficile d'assister à la piqûre d'un vaccin que reçoit leur enfant ou elles s'avouent carrément incapables de le faire.

Comme le tube endotrachéal passe entre ses cordes vocales, le bébé intubé n'émet pas le moindre son quand il pleure. Cependant, il présente les mimiques et la crispation des membres caractéristiques des bébés qui pleurent.

Un jour à la fois

En général, plus l'état de l'enfant s'améliore, plus le stress diminue, mais ce n'est pas toujours aussi simple. Bien souvent, un bébé, surtout s'il est né à 32 semaines et moins, présente une évolution en dents de scie : il fait un pas en avant suivi d'un pas en arrière, quand ce n'est pas *deux* pas en arrière… Ainsi, il arrive qu'un bébé dont la saturation en oxygène avait baissé à 25 % passe toute la nuit à 80 %. Qu'un bébé extubé doive être réintubé. Qu'un canal artériel qui s'était refermé se rouvre. Qu'un bébé n'ayant pas fait d'apnées-bradycardies pendant six jours rechute, ce qui reporte son congé à plus tard… Durant le séjour de leur enfant à l'unité néonatale, les parents doivent donc s'habituer à prendre les journées une à la fois.

Vivre au jour le jour permet de se concentrer sur le moment présent et d'éviter d'avoir des attentes irréalistes. Il s'agit d'une question de survie psychologique. En effet, se projeter trop loin dans l'avenir donne parfois le vertige. D'ailleurs, plutôt que d'affirmer : « Votre bébé va beaucoup mieux » ou « Votre bébé se porte bien », certains soignants préfèrent préciser : « Votre bébé se porte bien aujourd'hui ».

D'autre part, on apprend à se féliciter des progrès que fait le petit trésor. Il a recommencé à prendre du poids aujourd'hui ? On est parvenu à diminuer sa médication ? Il passe de l'incuba-teur à un petit lit ? Autant de petits événements qui en sont de grands ! Et il ne s'agit pas nécessairement d'un acquis définitif, car il faut garder à l'esprit que les rechutes sont possibles et qu'une bonne nouvelle doit être prise de façon ponctuelle. Au jour le jour, ne l'oubliez pas.

En prenant régulièrement des photos du bébé, les parents peuvent rapidement mesurer le trajet accompli.

■ UN JOURNAL DE BORD

Tenir un journal au jour le jour permet :
- de structurer le temps, qui s'écoule différemment depuis cet événement venu bousculer la vie de l'entourage ;
- de servir d'échappatoire au trop-plein d'émotions en auto-risant les parents à s'exprimer par écrit sans aucune cen-sure ;
- de favoriser une relation d'attachement parce que l'on peut confier, dans ces pages, tout l'amour que l'on ressent pour l'enfant ou encore décrire l'apprivoisement mutuel au fil des jours ;
- de noter les mille et un détails de santé, de développement et de vie quotidienne, ainsi que ses propres observations ;
- de se rappeler les éléments qui seront utiles, par la suite, par exemple pour les rapporter au médecin ;

- de se souvenir, plus tard, de cette expérience hors du commun, de la dépasser et d'en guérir ; d'en faire lire des passages à l'enfant, une fois qu'il sera grand. Il sera impressionné de constater combien il était important pour ses proches. Il réalisera mieux le temps et l'énergie que ses parents lui ont consacrés ainsi que l'amour qu'ils lui portent depuis toujours.

Gare à l'épuisement

Les deux premières semaines suivant l'accouchement constituent en général une période de convalescence durant laquelle la femme ressent bien souvent de la faiblesse physique, ainsi qu'une certaine fragilité émotionnelle. D'ailleurs, plus de 50 % des femmes qui viennent d'avoir un bébé vivent des journées de déprime qui se caractérisent par des émotions intenses, mais de courte durée, et des sautes d'humeur. En un quart d'heure, la femme peut ainsi passer des rires aux pleurs en passant par l'exaltation, la tristesse, l'émerveillement, l'inquiétude et la fatigue. La dépression post-partum (ou « baby blues ») n'a rien de pathologique et elle n'annonce pas une véritable dépression. Ce phénomène tout à fait normal est induit par les brusques modifications hormonales qui surviennent après l'accouchement. De plus, ces premières semaines correspondent aussi à la mise en route de l'allaitement.

Cela est vrai pour les femmes qui accouchent à terme et dans des conditions normales. Alors que dire de la femme qui a accouché à 30 ou à 25 semaines de grossesse ? Une femme qui a reçu une médication violente, notamment dans le but de tenter d'arrêter son travail ? Qui a souffert d'hypertension artérielle nécessitant de faire naître le bébé ? Qui a subi une césarienne d'urgence pour sauver le bébé et la sauver, elle ?

Il y a eu le choc et la fébrilité des premières journées. L'afflux d'émotions et le stress omniprésent. Le papa qui doit malgré tout continuer à travailler. Les trajets continuels vers l'hôpital. Le plus de temps possible consacré au bébé. La vie familiale chamboulée. Le lait qu'on s'applique parfois à tirer, jour et nuit, à intervalles réguliers. Sans compter l'aménagement de la maison en vue de l'arrivée de bébé et l'achat du matériel manquant... Dès lors, il n'est pas étonnant que de nombreux parents de bébés prématurés soient rapidement terrassés par la fatigue. Plusieurs ont l'impression d'être devenus de véritables zombies, au point même, parfois, de craindre un accident de voiture.

Il faut cependant savoir s'investir dans son rôle de parent de nouveau-né prématuré sans s'y engloutir complètement. Hormis les visites à l'hôpital, vous gagnerez à reprendre le plus vite possible un rythme de vie « normal ». Cela est une question d'équilibre, et même de survie. Non seulement on doit récupérer de l'accouchement et de la commotion provoquée par la prématurité, mais il est sage aussi de songer à se reposer en prévision de l'arrivée du bébé à la maison. En effet, à cette étape, il est plus difficile, du moins au début, de prendre du temps pour soi. Les nuits sont vraisemblablement entrecoupées pendant une période plus ou moins longue.

Vous avez l'impression d'avoir perdu tout contrôle sur votre emploi du temps ? Dans notre société axée sur les résultats, où tout va de plus en plus vite, on aime avoir une certaine maîtrise de notre vie et prévoir la moindre minute de notre agenda. Cependant, quand on a un nouveau-né, même à terme, on perd la maîtrise de la situation pendant un bon bout de temps. Dès lors, pourquoi ne pas lâcher prise et se concentrer sur l'essentiel ? Cette perte de contrôle ne durera pas 18 ans ! Au fil des semaines ou des mois qui suivent le retour de bébé à la maison, un rythme finit par s'installer et, petit à petit, on retrouve une certaine maîtrise de son temps.

Ne pas s'oublier

Souvent, lorsque vous avez un bébé à l'unité néonatale, surtout si c'est le premier ou qu'ils sont plus d'un, vous en oubliez tout le reste. Cependant, même si votre petit amour monopolise vos pensées et que vous tenez à lui consacrer le meilleur de vous, n'oubliez pas que pour bien vous occuper de lui, il importe de ne pas *vous* oublier. Vous devez continuer à prendre soin de vous. Dans une certaine mesure, il est possible de contrer la fatigue et le stress combinés qui, si l'on n'y prend garde, ont tendance à mener droit vers l'épuisement :

- en partageant vos émotions avec un proche ou un professionnel ;
- en vous nourrissant convenablement, à heures régulières, d'autant plus que vous tirez votre lait pour bébé ;
- en dormant suffisamment ;

- en veillant à récupérer, sans attendre, lorsque vous vous sentez trop fatiguée. Dans cette situation, une sieste constitue souvent une priorité ;
- en vous accordant un peu de temps, si possible chaque jour, ne fut-ce qu'en prenant une longue douche le matin ou encore un bon bain chaud le soir.

Aux personnes qui lui demandaient ce qui lui ferait plaisir après la naissance de son bébé, à 32 semaines, une maman a répondu: des produits pour le bain. Elle avait reçu des savons aux algues marines, de la mousse de bain, des huiles essentielles apaisantes et une bougie parfumée. Trois ans plus tard, elle se souvient encore du rituel de bien-être qu'elle avait établi, chaque soir, alors que son conjoint prenait la relève avec le bébé et son grand frère de deux ans. Loin d'être du luxe, ces pauses « sérénité » lui avaient permis, à l'époque, de se retrouver, de mieux dormir et de tenir le coup.

- Il est important de continuer à prendre soin de son corps : bien souvent, on était aux petits soins pour lui pendant la grossesse et voilà qu'avec l'accouchement avant terme, on l'oublie parfois carrément, ce corps, à part pour les suites de l'accouchement ou l'inconfort qui résulte de la césarienne, ainsi que le fait de tirer son lait… Or, ce corps de femme a encaissé un gros coup : il y a eu d'abord l'accouchement, par voie vaginale ou par césarienne, parfois on a connu l'alitement pendant plusieurs semaines avant l'accouchement, qui a affaibli l'organisme et fait fondre la masse musculaire, ou encore il y a eu des problèmes médicaux qui ont entraîné le fait de faire naître bébé d'urgence pour sauver la mère et l'enfant. Sans compter le très haut stress ressenti après la naissance, qui a indéniablement un effet négatif sur l'état physique. Le ventre semble vide à la maman, il paraît inutile. Et pourtant, ce n'est pas un mauvais ventre ! Ce n'est pas lui qui est responsable, pas plus que vous, de ce qui est arrivé. S'offrir un bon massage par un massothérapeute agréé n'a rien de futile dans ces temps de course et d'inquiétudes. Au contraire, cela permet de se détendre, d'être moins fatiguée, de se sentir mieux et, au bout du compte, d'être plus disponible pour le bébé.
- en se permettant d'autres plaisirs, comme de se plonger dans un bon livre, d'écouter un beau disque ou de sortir au restaurant avec une amie ;

- en gardant à l'esprit qu'on est un être humain, un adulte qui doit parfois se rendre chez le médecin, le dentiste ou le coif-feur…
- vous trouverez d'autres façons de prendre soin de vous dans le petit livre de l'équipe de périnatalité du CHU Sainte-Justine : *Au fil des jours… après l'accouchement. Montréal Éditions de l'Hôpital Sainte-Justine, collection Parents, 2001. 86 p.* Bien qu'au départ, ce livre soit destiné aux mamans qui ont eu un bébé à terme, vous vous sentirez concernée aussi, chère maman qui avez eu un bébé prématuré, car vous aussi avez accouché : vous y trouverez des conseils pratiques sur l'après-césarienne, des manières de lutter contre l'engorgement des seins ou la constipation, des renseignements sur la reprise des relations sexuelles ainsi que des idées d'exercices postnatals.

Rester parents des aînés

Les enfants ne sont pas dupes : même tout petits, ils perçoivent la tension ambiante, ainsi que la peine et l'inquiétude de leurs parents. Il s'agit alors d'expliquer la situation et d'exprimer sa propre tristesse, avec des mots simples et à la portée de l'enfant : « Ta petite sœur est née un peu trop tôt. Comme elle est très petite, elle doit rester quelques semaines à l'hôpital. Dès qu'elle aura grandi, elle viendra vivre avec nous. » Si le grand prématuré est très malade, on peut dire à l'aîné : « Ton frère est malade parce qu'il est très petit. Heureusement, on le soigne bien à l'hôpital et on espère qu'il guérira bientôt. » Il convient d'adopter un ton calme et rassurant et de se concentrer sur le bébé et sur les relations humaines, plutôt que sur l'aspect médical et technologique de la situation.

Le parent peut aussi demander à son aîné de lui expliquer ou de dessiner cette situation. Il s'est peut-être beaucoup ennuyé de sa maman, quand elle était alitée à l'hôpital pour tenter de prévenir une naissance prématurée. Ou alors, il aura été traumatisé par son départ précipité vers l'hôpital en ambulance. Il a peut-être eu peur de la perdre ou de perdre les deux petites sœurs jumelles qu'on lui promettait. Voir les yeux rougis de ses parents ou sentir leur impatience peut aussi le dérouter. Le parent doit rester à l'écoute des mots et des réactions de son aîné. Il faut s'assurer que ce dernier comprend que la situation n'est vraiment pas de sa faute.

Comme tous les frères et sœurs, tôt ou tard et à sa manière l'aîné réagira à la naissance d'un cadet. Accéder au statut de grand frère ou de grande sœur, changer de place au sein de la famille implique toujours, prématurité ou pas, une période de transition. Comme l'aîné se rend compte que la situation préoccupe ses parents, ce nouveau bébé qui prend tant de place est parfois carrément perçu comme un fauteur de troubles. Il n'est pas rare d'entendre des réflexions du style : « Et si on le mettait à la pou- belle ? » ou « On devrait le laisser à l'hôpital et rester à nous trois, à la maison, comme avant ». Ces réactions sont normales. Même si elles nous atteignent de plein fouet, il faut essayer de faire comme si on ne se formalisait pas outre mesure de ces remarques. Par celles-ci, l'aîné souhaite non pas blesser ses parents, mais faire part de ses propres inquiétudes et parfois tester les adultes, pour savoir ce qu'ils en pensent. On peut alors saisir l'occasion pour « discuter » avec le « grand », l'aider à verbaliser ses émotions, reconnaître que la situation n'est pas facile à vivre pour lui non plus et le rassurer quant à l'amour indéfectible qu'on lui porte.

En plus d'informer son aîné et de rester à son écoute, il faut également l'aider à ne pas se sentir exclus, à s'adapter à la situa- tion et à se sentir un grand frère ou une grande sœur :

- dans la mesure du possible, on respectera les habitudes de l'aîné et on reprendra un rythme de vie le plus normal pos- sible. Une continuité dans le quotidien familial rassure l'enfant et l'aide à ne pas se sentir négligé à cause du nouveau membre de la famille. Il se passe quelque chose, d'accord, mais sa vie à lui ne bascule pas à jamais ;
- on évitera, par exemple, de laisser l'aîné pendant trois semaines chez ses grands-parents. Trois semaines, pour un jeune enfant, c'est une éternité ! Et il aura l'impression d'avoir été mis de côté pendant qu'il se passait bien des choses à la maison. L'aîné a besoin de ses parents. On préférera plutôt, même si cela demande des trésors d'organisation, la solution de garder l'enfant à la maison (après parfois deux ou trois jours chez les grands-parents ou d'autres proches que l'enfant connaît bien et qu'il apprécie) avec, par exemple, une grand-mère qui vient le garder le soir pendant que papa est à l'hôpital, avant que maman rentre à la maison elle aussi. Cette continuité, même un peu bousculée, favorisera son adaptation à la situation ;
- les parents ayant l'habitude de jouer avec leur enfant, de l'em- mener au parc ou de lui lire des histoires doivent s'organiser pour continuer à passer du temps de qualité avec l'enfant. Il

comprendra que même si le bébé a pris beaucoup de place dans la vie familiale, il continue à être important pour ses parents. *Une maman qui venait d'accoucher à 30 semaines d'une deuxième petite fille se disait qu'au moins, son aînée allait bien et qu'elle allait donc tout faire pour qu'elle soit le moins possible affectée par la situation ;*

- on peut lui offrir un cadeau de la part du bébé et choisir avec cet enfant un cadeau de sa part pour son petit frère ou sa petite sœur ;

- pourquoi ne pas proposer à l'aîné de dessiner une belle carte de bienvenue pour sa petite sœur, que l'on pourra déposer dans l'incubateur ou coller dessus ? Non, il n'en a pas envie ? On oublie ça !

- on prépare l'aîné à aller voir le bébé. On lui décrit en détail l'environnement dans lequel il se trouvera. Dans certaines unités néonatales, les frères et sœurs sont les bienvenus, mais ce n'est pas le cas partout. Dans le premier cas, le « grand » peut tenir la main du tout-petit ou déposer un baiser sur ses cheveux. C'est une bonne occasion de prendre une photo de toute la famille. Même si le bébé doit rester dans son incubateur, l'aîné s'installe tout simplement dans les bras d'un de ses parents, à côté de l'incubateur. Et clic, l'infirmière peut immortaliser ce moment. Dans le cas où l'aîné n'est pas admis au chevet du benjamin, on peut parfois le prendre dans ses bras à la porte de l'unité pour lui permettre d'entrevoir le bébé dans son incubateur. Bien souvent, pour l'aîné, ce qui est le plus important, c'est d'avoir un frère ou une sœur, et non qu'il ou elle ait un poids plume ou soit branché à des tas d'appareils ;

- on peut offrir une photo du bébé à l'aîné. Peut-être la déchirera-t-il ou l'abandonnera-t-il dans un coin ? Il y a aussi des chances qu'il la traîne partout avec lui et qu'il soit fier de présenter son petit frère ou sa petite sœur à son éducatrice et à ses amis.

Si plusieurs aînés régressent ou font tout pour attirer l'attention, d'autres se montrent tout à coup exceptionnellement sages. Le parent a parfois l'impression que, malgré son jeune âge, son enfant le soutient. Cependant, même si les petites attentions de l'enfant de 3, 5 ou 8 ans touchent et font du bien, il faut veiller à ce que chacun garde son rôle ; c'est l'adulte qui est le parent et non le contraire. Malgré la situation, l'enfant doit, pouvoir conserver une insouciance et une joie de vivre propres à son âge.

Et le couple ?

L'arrivée d'un bébé, avec son lot d'émotions, de tensions, de remises en question, de fatigue et d'adaptation, constitue une période charnière pour un couple. En cas de prématurité, même un couple très solide peut être fortement ébranlé et se sentir rapidement en décalage affectif.

Une maman a ressenti du désarroi en voyant la réaction de son mari, après la naissance de leur deuxième bébé, à 27 semaines de grossesse. Il prétextait qu'il avait un travail monstre et elle ne le voyait quasiment plus. Deux soirs de suite, il était même parti noyer ses angoisses dans l'alcool, avec ses amis… Convaincue qu'elle allait divorcer, cette maman a tout de même appelé un psychologue à la rescousse. Ce dernier a improvisé une réunion de crise qui a porté ses fruits. La maman a compris que son conjoint ne s'était pas transformé en un être irresponsable et égoïste, mais que lui aussi était très remué, qu'il souffrait et se sentait terriblement impuissant. À sa façon, il vivait le choc de cette naissance inattendue. Le papa démuni a compris que la fuite ne servait à rien et qu'il allait devoir affronter la réalité et faire la connaissance de son fils.

Dans un couple, chacun réagit à sa manière à l'événement et organise un système de défense qui lui est propre. L'un peut se raccrocher à l'idée que son bébé survivra, tandis que l'autre est persuadé qu'il va décéder. L'un, et c'est le plus souvent la femme, pleure et extériorise ses sentiments, tandis que l'autre garde tout pour lui. Certains pères, comme celui dont on vient de parler, se jettent à corps perdu dans leur travail pour tenter de récupérer un certain sentiment de normalité et de contrôle et « oublier » ce qui pose problème dans leur vie privée. Rappelons que la fuite constitue une des réactions des mammifères devant un danger, les deux autres étant le fait de figer et celui de combattre. C'est ainsi que d'autres jouent aux hommes forts. Des mères trouvent que leur conjoint semble détaché du bébé et elles lui en veulent. Ou encore les deux partenaires cherchent à se ménager mutuellement, ce qui part d'un sentiment généreux, mais finit par engendrer de nombreux non-dits. Des couples partent à la dérive en raison de l'incompréhension et du manque de communication qui s'installent progressivement. Chez d'autres, le cocktail devient d'autant plus explosif que le stress, l'incertitude, la fatigue, l'impatience et les reproches s'en mêlent.

Même s'il n'est pas toujours facile de soutenir l'autre alors qu'on se trouve soi-même plongé dans une situation à haute teneur émotive, certains conjoints réussissent à traverser l'épreuve en s'épaulant jour après jour. C'est donc possible! Exprimez ce que vous ressentez à votre conjoint, sans nécessairement exiger de lui qu'il en fasse autant. Efforcez-vous de ne pas juger l'autre dans ses réactions ou ses absences de réactions, et rappelez-vous plutôt qu'il est différent. Demandez à votre conjoint comment il tient le coup. N'hésitez pas à mentionner que vous êtes sensible à ses attentions, vis-à-vis de vous comme du bébé. Soulignez le fait qu'il est formidable de venir visiter bébé après sa journée de travail et que ce dernier semble si bien quand il est peau à peau contre lui ou encore qu'elle est une championne de tirer son lait jour après jour. Faites des efforts pour reprendre la communication dès que vous estimez qu'elle a été interrompue.

Pensez à passer un petit peu de bon temps à deux. Vous n'avez peut-être pas le temps ni le cœur d'aller souper au restaurant, mais vous pouvez déjeuner ensemble, le matin ou faire le tour du pâté de maisons main dans la main, le soir, pour vous détendre et mieux dormir. Et pourquoi ne pas prévoir quand même un repas en amoureux au restaurant avant le retour de bébé à la maison?

Une semaine après la naissance de jumeaux nés à 34 semaines, l'un d'eux n'allait pas très bien et sa maman ne faisait qu'imaginer le pire. Son conjoint, toujours très apaisant pour elle, l'a bien épaulée en l'écoutant, en partageant ses craintes et en la rassurant… Un soir, il l'a invitée à aller voir un film, histoire de se changer les idées. Malgré le sentiment de culpabilité que la maman a ressenti en quittant le chevet de son fils, cette petite escapade de deux heures et demie lui a permis de se rapprocher à nouveau de son amoureux, émotionnellement et physiquement, en partageant avec lui une activité qu'ils aimaient particulièrement, eux qui allaient souvent au cinéma avant son alitement et la naissance des enfants.

Si, malgré tout, la communication semble impossible, n'attendez pas qu'il soit trop tard. En effet, le taux de séparation et de divorce est très élevé chez les parents de grands et de très grands prématurés malades. Un accompagnement professionnel peut souvent aider à dénouer l'impasse, à identifier et à verbaliser ce que chacun garde pour soi, à rétablir le partage et la communication, bref, à sortir de cette situation de crise.

Éviter l'isolement

Bon nombre de parents se sentent très seuls pendant le séjour de leur bébé à l'unité néonatale et parfois même après son retour à la maison. Ils ont parfois l'impression d'être isolés au sein de leur propre couple, comme on vient de le voir, et de leur propre famille. Or, dans une situation si particulière, où l'on se sent fragile, on a besoin d'être bien entouré. Les parents forment un cocon affectif autour du bébé. Idéalement, ils auraient besoin d'un second cocon autour d'eux, composé de plusieurs personnes qui comprennent ce qu'ils vivent, font preuve de sensibilité et de compassion, sont disponibles pour les écouter et leur apporter un peu d'aide et d'encouragement sincère, en fonction de leurs besoins.

Dans la réalité, certains proches, ne sachant comment réagir, préfèrent disparaître momentanément du décor, le momentané s'avérant parfois définitif. D'autres essayent à tout prix de changer les idées des parents et dévient de sujet de conversation dès qu'il est question du bébé. Les grands-parents se montrent parfois négatifs, estimant qu'il est irréaliste de maintenir en vie un si petit bébé. D'autres font preuve d'un optimisme à toute épreuve et, dans ce cas, les parents peuvent avoir l'impression que leurs propres parents n'ont aucune idée de ce qu'ils traversent, eux et le bébé. Or, les parents ont bien davantage besoin d'être compris et soutenus que d'utiliser ce qui leur reste d'énergie pour se défendre contre l'attitude de leur entourage…

Plusieurs mamans et papas se sentent constamment en décalage avec « les gens de l'extérieur ». Quand ceux-ci leur déclarent, maladroitement malgré leur bonne volonté, qu'ils admirent le courage dont ils font preuve, mais qu'eux ne pourraient jamais y arriver, voilà que monte la révolte : « Bien sûr que vous pourriez, si ça vous arrivait », pensent-ils. « Dès la minute où on met un enfant au monde, que ce soit à terme ou 15 semaines plus tôt, c'est le nôtre et on fait tout ce qu'on peut pour lui ! » En effet, des événements comme celui-là, à la frontière de la vie, de la maladie et de la mort, font bien souvent jaillir en nous des ressources insoupçonnées.

Le soutien du réseau familial est important. L'amour inconditionnel, la sagesse et l'expérience de vie des grands-parents peuvent s'avérer une formidable source d'assistance. Tout d'abord, les deux générations partageaient, la plupart du temps, de l'amour et une heureuse attente pour ce bébé avant sa naissance. Parents et grands-parents ressentent, les uns comme les autres, de la peur pour la survie et l'état de santé de leur petit trésor. En général, les grands-parents sont conscients de la souffrance de leur fils et de leur belle-fille, ou de leur fille et de leur beau-fils. Ils se font du souci pour eux et se sentent impuissants. Ils vivent aussi leur propre souffrance puisque ce beau projet de vie qui les concernait également paraît fragilisé par la prématurité.

Si les grands-parents sont réceptifs, on peut leur parler du bébé, ainsi qu'à ses oncles et tantes, à la marraine et au parrain choisi pour lui. On peut leur montrer des photos, relever ses ressemblances avec tel membre de la famille, ses préférences, son tempérament. On réussit à apprivoiser progressivement l'entourage en parlant du bébé avant que tout le monde l'ait vu et l'ait pris dans ses bras, cela développe l'attachement à son égard et aide à l'intégrer comme membre à part entière de la famille.

Les grands-parents qui, dès le début, ont l'occasion d'aller rendre visite à leur petit-fils ou à leur petite-fille à l'hôpital sont plus au fait de la situation réelle et ils comprennent souvent mieux ce que les parents vivent. Dès lors, ils sont davantage à même de les épauler. Dans certaines unités, les grands-parents qui le souhaitent peuvent s'occuper du tout-petit, ce qui donne de la valeur à leur rôle.

D'autres membres de la famille élargie peuvent aussi jouer un rôle de soutien auprès de la famille fragilisée par les événements, par exemple les oncles et tantes, la marraine et le parrain du bébé. Cela fait du bien aux parents de savoir qu'ils ne sont pas les seuls à aimer leur bébé, à penser à lui, à vivre des inquiétudes à son égard, à aller le visiter, à être soucieux de son confort et à espérer qu'il s'en sorte le plus vite et le mieux possible.

Lorsque la famille est absente ou que les parents ne se sentent pas sur la même longueur d'onde, ces derniers doivent faire en sorte de trouver un réseau de remplacement. Pour constituer de précieuses personnes-ressources et se montrer réellement soutenants à long terme pour les parents, ces bons voisins ou ces amis doivent présenter les qualités suivantes :

- accessibilité et disponibilité pour l'écoute, comme pour de l'aide pratique ;
- empathie ;
- respect et non-jugement ;
- confiance mutuelle ;
- fidélité au fil des semaines.

Un coup de main ? Oui, merci !

On se croit fort et on pense qu'on sera capable de tout faire. Mais on s'aperçoit rapidement qu'on est dépassé par la situation, surtout si l'hospitalisation de bébé est longue. Il y a tant de choses à faire pour faire fonctionner une maisonnée! Or, les parents sont préoccupés par le petit et ils souhaitent passer le plus de temps possible à ses côtés. Idéalement, une maman ne devrait prendre soin que de son bébé et d'elle-même, ce qui occupe déjà à temps plein. Elle devrait laisser le reste aux autres. Un papa, qui souvent travaille, devrait bénéficier d'un temps assez long pour être chaque jour auprès de son bébé — ou du moins plusieurs fois par semaine. La plupart du temps, cependant, pour la mère comme pour le père, «l'idéal» n'est malheureusement pas possible. Notre société ne bénéficie pas du soutien de la famille élargie et de toute la collectivité, comme cela se passe traditionnellement dans d'autres sociétés. Cependant, vous avez quand même besoin d'aide. Si on vous en offre, acceptez! Ce n'est pas du luxe!

Une maman a lâché prise et a décidé de ne plus s'en faire à propos du ménage. Elle s'est dit qu'un jour, elle et son conjoint reprendraient le contrôle de l'entretien de la maison, mais que pour le moment, elle allait se centrer sur l'important, son bébé né à 31 semaines, qu'elle allait voir tous les jours à l'hôpital, et son aîné de deux ans. Mais dès qu'une voisine ou un ami lui disait: «Si un jour tu as besoin de moi, n'hésite pas», elle lui répondait: «Oh, comme c'est gentil de me proposer ton aide! J'en ai tellement besoin! Quand pourrais-tu venir passer l'aspirateur?»

Ce n'est vraiment pas le moment de jouer au *superman* ou à la *superwoman*, et de vouloir prouver quoi que ce soit à quiconque. Avec un peu d'aide, on peut davantage se consacrer au bébé, à soi et au couple, bref, à l'essentiel. Et si personne ne propose d'aide, on ne doit pas hésiter à en demander, même si cela n'est pas dans les habitudes, car la situation est particulière.

Par exemple, des plats maisons surgelés constituent un véritable trésor à engranger dans le congélateur. Quand on est fatigué, qu'on n'a pas d'énergie, qu'on est affamé, qu'on est à la course en revenant de l'hôpital, le fait de pouvoir glisser dans un four un plat savoureux et nourrissant et de prendre le temps de le déguster ensuite constitue un petit miracle qui fait du bien. Il est formidable que ce miracle puisse se répéter régulièrement, non seulement durant le séjour de bébé à l'hôpital, mais aussi dans les semaines ou les mois qui suivent son retour à la maison.

Quand elle cuisinait des boulettes à la sauce tomate, une quiche, une soupe-repas, de la sauce à spaghetti ou un gâteau quatre-quarts, l'amie d'une maman de trois enfants nés à 28 semaines (une fillette de deux ans et des jumeaux à l'unité néonatale) en faisait désormais deux portions et engrangeait ainsi dans son surgélateur des plats en vue du congé des jumeaux. Rapidement, elle a eu l'idée de «multiplier» le miracle en faisant une collecte de plats congelés dans son entourage. Quatre personnes ayant les moyens de le faire, disposant d'un peu de temps et aimant cuisiner ont accepté de participer. C'est ainsi que la semaine où les jumeaux rentrèrent à la maison, l'amie a apporté une quarantaine de plats congelés aux parents débordés et dont la famille habitait au loin. Prévenus, les voisins avaient collaboré en faisant de la place dans leur surgélateur.

Autre idée : la maman qui tire son lait ou qui allaite son bébé considérera comme un cadeau de recevoir des collations nourrissantes et variées.

■ **LE CALENDRIER POSTNATAL,
UNE BONNE FAÇON DE S'ORGANISER**

Votre bébé est né il y a deux semaines et en a encore au minimum pour deux mois à l'hôpital ? Établir un calendrier postnatal peut vous aider à vous organiser, à structurer temps et aide, et donc à mieux traverser cette période exigeante. Déterminez vos besoins primaires, comme dormir et récupérer, bien vous nourrir et être entourée, sans oublier le couple, les aînés s'il y en a, le ménage, le lavage, les courses et les visites. Faites part de ceux-ci à vos proches et demandez-leur de quelle façon ils pourraient aider concrètement et sur une base régulière au cours des semaines à venir. Un calendrier postnatal se bâtit sur plusieurs semaines (au départ 6, 8 ou 12 semaines). On inscrit au calendrier :

- chaque lundi midi, ma mère apporte le repas et mange avec moi. L'après-midi, pendant que je suis à l'hôpital, elle fait un peu de ménage ;
- chaque mercredi soir, ma sœur apporte un plat préparé pour le repas du lendemain soir et elle me tient compagnie ou encore elle s'occupe de son petit neveu pendant que je suis à l'hôpital ;
- chaque jeudi matin, ma belle-mère fait un peu de lessive et de repassage. En outre, elle apporte le repas du soir ;
- le vendredi des semaines 2, 4, 6 et 8, ma meilleure amie vient passer la soirée avec moi et m'apporte des collations santé.

Bien entendu, rien n'est coulé dans le béton et vous pouvez modeler ce calendrier à votre guise, le supprimer ou le prolonger tout en l'adaptant à vos besoins qui se modifient, notamment à l'arrivée de bébé à la maison.

Attention à la dépression

Parfois, le monde s'est écroulé à la naissance du bébé ou des bébés, et on ne parvient pas à surmonter cet événement. On est submergé par les émotions au point de ne plus pouvoir penser à autre chose, on se sent coupable, sa propre estime est au plus bas, on est en colère contre son gynécologue, son employeur, son conjoint, les membres de la parenté qui ont un bébé à terme ou parfois même contre le bébé lui-même (sans oser l'avouer à personne). Peut-être a-t-on l'impression d'avoir perdu tout contrôle sur la situation, et on perd du poids, le sommeil est perturbé, on est épuisé, on ne parvient plus à se concentrer, on ressent de la panique par moments ou encore on a des idées noires? Alors, il est temps de faire appel à de l'aide professionnelle.

Il se peut aussi qu'on ait vaillamment tenu le coup pendant des semaines ou des mois, lorsque la situation semblait critique, qu'on ait traversé avec espoir et détermination les moments les plus difficiles de l'hospitalisation du bébé. Il n'était alors pas question de se laisser aller, sous peine de s'écrouler. Là, bébé va mieux. Il respire seul. Il grandit. Le retour à la maison est un objectif à court terme ou il a déjà eu lieu. Et voilà que tout à coup, alors même que l'horizon s'éclaircit et que la vie reprend un cours plus normal, on se met à pleurer sans arrêt, on se sent angoissé, vulnérable, on n'a plus aucun courage et on broie du noir. Les émotions jaillissent parfois sans crier gare même si on les avait enfermées à double tour dans le placard… Il s'agit d'un contrecoup qui surprend plusieurs parents. Après une période difficile, mais assez courte, certains s'en sortent d'eux-mêmes. Une page est tournée. Cependant, si cet état dure plus de deux semaines, il est important de consulter un spécialiste pour dépasser ses émotions et à ne pas tomber malade, ce qui ne ferait que compliquer encore plus la situation.

La dépression peut aussi survenir parce qu'on ne voit pas le bout du tunnel, même après le retour à la maison. On a beau essayer de se dire qu'il est normal qu'il y ait un délai dans le développement du bébé ou que celui-ci se passe différemment, malgré cela, il s'accumule trop de détails, et le parent se rend compte que la prématurité ne s'achève pas avec le congé de l'hôpital.

■ La dépression post-partum touche de 10 à 20 % de toutes les femmes qui ont un bébé, à terme ou prématuré, et pas seulement pour le premier enfant. Par exemple, une femme peut très bien ne pas avoir connu de dépression à la naissance de son aîné ni même du suivant et être frappée par cette maladie à l'arrivée du troisième enfant. Différente de la déprime des premiers jours, qui n'a rien de grave et est passagère, la dépression post-partum consiste en un état d'anxiété qui s'abat sur la jeune mère, le plus souvent quelques semaines après l'accouchement, mais aussi — parfois — encore plus tard au cours de la première année. Cette dépression se caractérise par un sentiment de grande lassitude qui fait éviter les contacts sociaux pour se centrer sur le bébé. La dépression amène même certaines mères à rejeter leur bébé. Lorsqu'on se demande si on n'est pas en train de tomber en dépression, il n'y a aucune raison pour rester à souffrir ainsi toute seule. Non seulement cela est-il terrible pour la femme, mais cela affecte aussi les relations avec le bébé, le conjoint et les aînés, le cas échéant. Il n'y a aucune honte à aller chercher de l'aide !
■ Au contraire, le faire est un acte responsable.

Le transfert de bébé : une nouvelle source de stress

Un beau jour, on avise les parents que leur bébé sera transféré sous peu des soins intensifs aux soins intermédiaires ou encore à l'hôpital régional qui a recommandé son hospitalisation. Même s'il arrive que les parents soient avertis la journée même, en général le transfert ne constitue pas une surprise. On prévient les parents au moins un jour ou deux à l'avance, et même plus.

Le personnel présente ce transfert comme une promotion pour l'enfant et les gens manifestent leur enthousiasme. Il arrive que l'infirmière du bébé ait la délicate attention de remettre à ses parents un diplôme du style : « Félicitations ! Jonathan va se rapprocher de la maison ! » Et pourtant… pour les parents, ce transfert constitue la deuxième de trois étapes de grand stress (la première étant l'admission et la troisième, le congé de l'hôpital et l'arrivée de bébé à la maison). En effet, eux qui s'étaient plus ou moins adaptés à la situation vivent une nouvelle période de désorientation et d'insécurité. Ils ont à nouveau l'impression de perdre leurs points de repère…

- Non seulement le personnel change et ce ne sont plus, dorénavant, Anna, Maria ou Sophie qui s'occupent de leur bébé, mais de plus, le ratio infirmière-bébé est différent. Aux soins intensifs, on trouve une infirmière pour s'occuper d'un ou de deux tout-petits, alors qu'aux soins intermédiaires ou dans un hôpital régional, une même infirmière doit prendre soin de quatre ou même de six petits bébés.

- L'appareillage est diminué de beaucoup. Aux soins intermédiaires, on ne retrouve pas de bébés sous respirateur, par exemple. Ceux qui y séjournent respirent sans aide, avec une lunette nasale ou un petit sac de plastique adapté. Le type de monitorage change. On n'y retrouve pas les mêmes incubateurs ni les mêmes saturomètres. Bref, l'unité où bébé va être admis est bien différente de celle qu'il quitte. C'est formidable : cela signe un grand pas vers la normalité ! Cependant, la plupart des parents ne le perçoivent pas ainsi de prime abord. Eux qui s'étaient finalement habitués à l'environnement hautement technologique des soins intensifs trouvent souvent qu'il manque d'appareils aux soins intermédiaires et ont peur que leur enfant y soit moins en sécurité.

- Les pratiques de soins changent. Certaines pratiques en vigueur dans un centre hospitalier ultraspécialisé ne le sont pas toujours dans un hôpital régional. C'est le cas, par exemple, des soins du développement. Jusque-là, bébé était positionné, on regroupait les soins pour lui offrir de bonnes plages de repos, on veillait à faire le moins de bruit possible, à tamiser la lumière… Et dans l'hôpital régional où bébé est transféré, on est parfois surpris par la lumière vive, par le fait que les bébés ne sont pas positionnés, etc.

- Les parents craignent que le transfert occasionne une perte d'information et que le personnel soignant — qui prendra dorénavant soin du bébé — ne soit pas au courant de tous les détails de son histoire médicale.

- Enfin, les parents sont stressés à l'idée que ce changement affecte leur bébé qui était habitué à son environnement et aux infirmières.

Et pourtant, les avantages de cette nouvelle étape sont indéniables !

- D'accord, vous retombez dans un certain inconnu, mais un inconnu beaucoup plus positif. En effet, si on se permet de transférer votre enfant aux soins intermédiaires ou dans l'hôpital référent, c'est qu'il va mieux. Il s'agit donc d'une belle

étape qui a pour objectif le congé de bébé à plus ou moins
court terme.

- Si bébé est transféré dans l'hôpital de votre région, il se rap -
proche de la maison. Désormais, le trajet pour lui rendre visite
sera moins long. Par ailleurs, cette arrivée de bébé dans votre
région a un autre avantage : votre réseau de soutien peut venir
plus facilement rendre visite au bébé et mieux comprendre ce
que vous vivez. Les frères et sœurs éventuels du bébé peuvent,
eux aussi, être davantage concernés. Enfin, le personnel soi -
gnant peut vous faire connaître les services accessibles dans
votre milieu en vue du prochain congé de bébé.
- L'atmosphère des soins intermédiaires ou du centre qui
accueille votre enfant est souvent plus calme. Il y a beaucoup
moins de va-et-vient. Le parent y apprend à mieux connaître
son bébé et à prendre de plus en plus de place dans les soins
à lui prodiguer.

Rassurez-vous : cette période de déstabilisation est temporaire.
L'ambivalence entre le bonheur ressenti à l'idée que le bébé pro -
gresse et l'anxiété générée par le changement de repères ne dure
que quelques heures ou tout au plus quelques jours, le temps de
s'adapter à ce nouvel environnement. Plusieurs éléments contri -
buent à cette adaptation.

- Vous avez peur que toute l'information nécessaire ne soit pas
transmise ? Parlez-en au personnel qui effectue le transfert.
- Vous pouvez appeler l'unité de l'hôpital où votre bébé sera
transféré et demander un rendez-vous. Cette visite préalable
permet d'établir un premier contact. On repère les lieux et on
fait connaissance avec les infirmières, cela permet d'abaisser
énormément l'anxiété.
- Parlez avec les infirmières, informez-vous à propos de l'appa -
reillage et du fonctionnement de l'unité. Ne gardez pas vos
craintes pour vous ; verbalisez-les : « J'ai peur que mon bébé
ne soit plus en sécurité, parce qu'il n'y a plus tel ou tel appa -
reil » ou « Il me semble qu'il manque de personnel, ici ». Et il
vaut mieux ne pas exiger : « À l'hôpital XYZ, ils font comme
ça ; je veux que mon bébé puisse en bénéficier ici également ! »
Il est préférable d'adopter une attitude plus respectueuse et
favorable à l'établissement d'un bon partenariat avec la nou -
velle équipe soignante. Parlez plutôt de votre bébé : « Élodie
aime être positionnée de telle et de telle façon. Si ça ne vous
dérange pas, je peux le faire. Ainsi, elle sera plus calme et elle
vous dérangera moins, car les alarmes sonneront moins

souvent. Elle aime aussi dormir dans la pénombre. Puis-je apporter une petite couverture pour couvrir son incubateur?»

C'est un peu comme si vous arriviez à l'hôpital le jour de l'accouchement avec votre plan de naissance. N'hésitez donc pas à formuler vos attentes, à voir si elles sont réalistes et à trouver un terrain intermédiaire qui convient au personnel tout en vous rassurant. Dites-leur que vous souhaitez vous engager au maximum dans les soins. Que vous désirez poursuivre les séances de kangourou. Que vous espérez bientôt allaiter votre bébé… Vous vous étiez attaché aux infirmières qui ont pris soin de votre bébé depuis sa naissance; on vous comprend! Cependant, en région, il y a également beaucoup d'infirmières formidables. Elles font ce métier parce qu'elles aiment les bébés et qu'elles sont attentives à leur bien-être. Si vous vous montrez ouvert et que vous êtes prêt à vous adapter, vous allez très certainement vous attacher à elles également.

• Si vous en sentez le besoin, n'hésitez pas à parler avec d'autres parents. La phase des soins intermédiaires est plus propice aux échanges que celle des soins intensifs. En effet, maintenant que la période de survie est passée, les parents se montrent davantage ouverts et ils ont souvent envie de partager ce qu'ils vivent avec d'autres parents. Certains se parlent pendant qu'ils font du kangourou côte à côte et il arrive régulièrement que des amitiés se nouent.

• Pour faciliter la période d'adaptation de votre bébé, rien de mieux que votre présence rassurante qui crée un pont entre les soins intensifs et sa nouvelle vie.

CHAPITRE 8

Objectif maison

Le séjour de bébé à l'unité néonatale constitue bien souvent un temps hors du temps, avec ses routines particulières. Cependant, voici que se profile à l'horizon l'étape du congé de l'hôpital.

À quand le congé?

La durée de l'hospitalisation d'un bébé prématuré varie de quelques jours à plusieurs mois, selon son niveau de prématurité, son état de santé et sa faculté de récupération. En général, un bébé qui ne souffre pas de dysplasie broncho-pulmonaire quitte l'hôpital entre 36 et 40 semaines d'âge postconceptionnel, soit un peu avant ou autour de la date initialement prévue pour sa naissance. Parmi les bébés hospitalisés plus longtemps, on retrouve notamment ceux qui ont une dysplasie broncho-dysplasie pulmonaire sévère, ceux qui continuent à faire des apnées-bradycardies et ceux qui éprouvent de sérieuses difficultés à boire leur lait. Les bébés hospitalisés durant plus de quatre mois constituent l'exception. Il s'agit par exemple d'enfants nés à 22, 23 ou 24 semaines de grossesse, qui ont connu des complications médicales graves, qui ont une trachéotomie ou encore dont la condition pulmonaire est sévère et dont les parents ne peuvent assumer le retour à la maison, car ils nécessitent encore oxygé-nothérapie, moniteur d'apnée, gavage et médicaments. Les parents de ces bébés hospitalisés à long terme ont besoin d'un soutien particulier de l'équipe médicale ainsi que de leur entou-rage.

Si la décision définitive du congé se prend la veille ou la jour-née même, dans la plupart des cas cependant, les parents sont avertis quelques jours à l'avance du départ prochain de leur bébé. Quant à ceux dont l'enfant continuera à présenter des besoins particuliers à la maison (moniteur d'apnée, oxygénothérapie, gavage, stomie, trachéotomie), ils reçoivent un enseignement concernant les soins requis, ainsi que toutes les informations nécessaires à propos de l'appareillage et du matériel qu'ils seront amenés à utiliser. Il est nécessaire de former également une tierce

personne pour permettre aux deux parents de prendre occasionnellement un peu de répit.

Les critères qui déterminent le moment du congé sont de
plusieurs ordres.

- Une question de poids : chaque hôpital possède ses propres
  critères en ce qui concerne le poids minimum du bébé lors du
  congé. Dans certaines unités, un bébé prématuré peut
  retourner à la maison, si son état le permet, lorsque son poids
  atteint entre 1 800 et 2 000 grammes (et même parfois avant,
  s'il présentait un retard de croissance intra-utérin) et qu'il
  prend régulièrement du poids depuis un certain temps déjà.
  Dans d'autres hôpitaux, le seuil est fixé à 2 200 grammes et
  même parfois à 2 500 grammes. Si son état de santé le permet,
  un bébé est retiré de son incubateur lorsqu'il pèse aux alentours de 1 800 grammes. Le personnel médical s'assure, pendant quelques jours, qu'il est capable de maintenir sa
  température. Lorsque c'est le cas, qu'il va bien et qu'il prend
  régulièrement du poids, il est mieux à la maison qu'à l'hôpital.
  Les bébés qui continuent à avoir besoin d'un apport supplémentaire d'oxygène à la maison reçoivent rarement leur congé
  avant d'avoir atteint 2 500 ou 3 000 grammes ou encore l'âge
  de 44 semaines.
- Une question de maturité : lorsque le seul problème restant
  est celui des apnées-bradycardies, le personnel médical calcule
  environ sept jours sans que bébé en fasse avant de cesser la
  médication (caféine ou autre). L'enfant reçoit son congé si,
  pendant une période supplémentaire sous moniteur (d'environ une semaine, elle aussi), il n'a pas refait d'apnées-bradycardies. Au cours de cette période, s'il en refait une seule, le
  compteur est remis à zéro. Les bébés font des apnées-bradycardies jusqu'à au moins 32 ou 33 semaines d'âge postconceptionnel et régulièrement encore jusqu'à 34 ou même 35
  semaines, et parfois plus. Un enfant qui naît à 34 ou 35
  semaines de grossesse et qui n'est pas malade reçoit parfois
  son congé après quelques jours d'observation, s'il n'a fait
  aucune apnée-bradycardie.
- Une question d'autonomie : la plupart du temps, quand ils
  retournent à la maison les bébés sont capables de boire leur
  lait au sein ou au biberon et de prendre du poids régulièrement (15 à 30 g/jour de gain). Lorsque les gavages diminuent
  au profit des boires, cela signifie que le congé approche. Pour
  recevoir son congé, un bébé doit aussi avoir démontré qu'il

maintient sa température sans l'aide d'un incubateur ainsi que, sauf exception, sa respiration et son rythme cardiaque.

- Une question médicale : la plupart du temps, les problèmes médicaux des bébés sont résolus quand ils retournent à la maison. En général, ils reçoivent leur congé quand ils sont en bonne santé, qu'ils sont guéris ou en convalescence, et qu'on n'est pas inquiet pour leur survie.

■ Aux États-Unis, dans les services de néonatologie, la tendance consiste à donner congé de plus en plus tôt aux bébés préma-turés. Ainsi, on remet parfois à leurs parents des bébés nés à 23 semaines de grossesse, qui ont à peine dix semaines de vie, qui pèsent autour de 1 600 grammes, qui sont encore très fragiles et qui ne parviennent que difficilement à boire. Au Québec et en Europe, les parents bénéficient d'une plus grande marge de manœuvre, car les critères du congé sont plus sévères.

■ Lorsque bébé continue à faire des apnées-bradycardies quand son congé approche, le néonatologiste lui prescrit un examen appelé « polysomnographie ». Après avoir interprété les résul-tats de ce test, il peut décider que l'enfant partira à la maison avec un moniteur d'apnée. Dans ce cas, les parents et leur bébé reviendront fréquemment à l'hôpital pour que le pneumo-logue interprète les données de l'enregistrement électronique du moniteur.

Prêt à partir à la maison avec bébé ?

Lorsque le séjour à l'hôpital tire à sa fin, les émotions des parents sont une fois de plus bousculées. Des parents qui, depuis la naissance de leur bébé, ont aspiré au jour où ils arriveraient avec leur petit trésor à la maison, voient enfin leur rêve sur le point de se réaliser. Ils commencent à trouver le temps long, en ont assez des allers-retours continuels entre la maison et l'hôpital et se réjouissent à l'idée de se réapproprier sous peu et pour de bon leur enfant. Ils se sentent prêts, confiants et attendent avec impatience le jour J. Cependant, pour nombre de parents, la joie et la fierté sont loin d'être les seuls sentiments au rendez-vous. Ceux-ci sont bien souvent ambivalents : au bonheur qu'occa-sionne la perspective de ramener enfin son enfant chez soi se mêle une bonne dose de stress. Mille et une questions surgissent. Mon bébé, à qui on a retiré le moniteur d'apnée il n'y a pas longtemps, va-t-il faire une pause respiratoire ? Comment vais-je m'en rendre compte ? Et si ça se passe en pleine nuit ? Vais-je arriver à le faire boire ? Comment savoir s'il prend suffisamment de poids ? Ne risque-t-il pas de se déshydrater ? De s'étouffer quand il hurle ? D'attraper des microbes ? Quand faut-il se rendre à l'urgence avec un bébé qui vient de sortir de l'hôpital, après un long séjour en néonatologie ? Les pédiatres s'y connaissent-t-ils dans le domaine de la prématurité, de ses besoins particuliers et de ses conséquences à long terme ?

La maman d'un petit garçon né à 28 semaines avait attendu avec beaucoup d'impatience ce retour à la maison, mais étrangement, plus la date approchait, plus elle le redoutait.

Il arrive que les craintes soient telles qu'elles occultent carrément les aspects positifs de cette grande étape. L'annonce du congé occasionne un véritable choc pour certains. En effet, que de changements en perspective ! Plusieurs parents ont réussi, durant l'hospitalisation de leur enfant, à établir de bonnes relations avec les soignants et à s'adapter à la situation, à un point tel que lorsque le congé de bébé approche, ils voient leurs peurs ravivées à l'idée de se retrouver bientôt seul avec lui à la maison, sans le garde-fou des machines d'une part et des professionnels de l'autre. Seront-ils capables de prendre soin de leur bébé ? Ils finissent par en douter. Pourtant, le fait que les parents se sentent prêts à ramener leur bébé à la maison constitue un important facteur de réussite.

Pendant cette période de transition entre l'hôpital et la maison, le parent doit donc se préparer psychologiquement à prendre congé. Il apprend à se passer de cette relation triangulaire bébé-soignants-parents, qui semblait bizarre et frustrante au début, mais qui a fini, au fil des jours, par devenir normale et rassurante. Plusieurs mamans ont la larme à l'œil en pensant que leur bébé, qui était habitué à son infirmière si dévouée, ne la verra plus. Elle fait partie de son histoire, elle a partagé — avec leur bébé tout comme avec eux — des moments forts de leur vie… Il arrive que des parents demandent à l'infirmière de leur bébé de devenir sa marraine.

En prévision de l'arrivée de bébé

Des associations de relevailles et certains organismes communautaires offrent un coup de main à domicile aux nouvelles familles. Selon les organismes et les besoins de la famille, une aide périnatale (parfois aussi appelée aide natale) se rend à la maison pendant quelques semaines ou un an, pour une ou deux demi-journées par semaine, par exemple. Dans la plupart des associations ce service est payant, bien que très raisonnable. L'aide périnatale peut faire un peu de ménage, préparer le souper, s'occuper de l'aîné, écouter la maman et plier le linge avec elle… bref, elle peut faire toute la différence ! Elle a bien souvent reçu une formation en écoute active, sur les soins de base au bébé et sur l'allaitement. Elle ne se pose pas en experte, mais se présente plutôt comme une maman. Le fait qu'on ait toujours affaire à la même personne permet d'établir un véritable contact avec elle au fil de ses visites. Au Québec, le Réseau des Centres de ressources périnatales du Québec regroupe dix centres qui offrent ce genre de services (téléphone : 819 563-0222).

Bien connaître les besoins de son bébé

Grâce à un enseignement individualisé, vous avez acquis progressivement les compétences pour prendre soin de votre enfant. Que devez-vous encore apprendre avant que ce dernier quitte définitivement l'unité néonatale ? N'hésitez pas à poser à l'infirmière toutes les questions qui vous viennent à l'esprit, même si elles vous semblent un peu « bêtes ». En gardant sur vous un petit carnet, vous pourrez noter vos questions à mesure qu'elles vous viennent à l'esprit, afin de ne pas en oublier.

• Le siège d'auto : quel modèle se procurer ? Comment procéder à son installation ?
• Les boires : à la demande ou à quelle fréquence ? Dois-je réveiller mon bébé pour le nourrir, s'il dort ? S'il boit au biberon et que vous ne tirez pas votre lait, quelle est la formule lactée conseillée ? Vérifiez si celle-ci est en vente dans votre pharmacie et, le cas échéant, commandez-en une quantité suffisante. Quelle quantité bébé doit-il boire ? Que faire s'il s'endort ou refuse un boire ? Faut-il stériliser biberons et tétines ? De quelle manière et durant combien de temps ? Puis-je utiliser l'eau du robinet pour préparer la formule lactée ? Comment savoir si mon bébé boit suffisamment ? Combien de couches doit-il mouiller par jour ? Comment détecter une possible déshydratation ? Quand doit-on s'inquiéter à propos des selles ? A-t-on besoin de peser bébé à la maison ou de se rendre dans une clinique pour le peser régulièrement ?

- Les médicaments : quels sont-ils ? Quand les donner ? Y a-t-il des effets secondaires auxquels il faut être attentif ? Que faire si bébé régurgite après avoir pris son médicament ? A-t-il besoin d'un supplément en fer, en vitamine D et autres ? Jusqu'à quand les prendre ?
- La respiration : n'est-il pas prudent de disposer d'un moniteur d'apnée à la maison ? Faut-il suivre des cours de réanimation cardiorespiratoire ? Que faire si bébé arrête de respirer ou décolore en buvant ?
- Les soins de la peau : bébé a-t-il besoin de soins particuliers de la peau à la maison ? Quel type de savon utiliser ?
- La stimulation : bébé a-t-il besoin d'un certain type de stimu- lation ? Existe-t-il des programmes de stimulation précoce intéressants pour lui à l'hôpital ou dans la région ?
- Le positionnement : doit-on le poursuivre à la maison ou non ?
- Le massage : est-ce une bonne idée de masser (ou de continuer à masser) bébé chaque jour à la maison ? Puis-je suivre une formation de massage pour bébé ou mon bébé a-t-il des besoins particuliers à ce point de vue ?
- La température : à partir de quand un bébé a-t-il de la tempé- rature et que faire dans ce cas ? Quand et comment la prendre ?
- La vaccination : bébé a-t-il été vacciné durant son hospitali- sation ? À quand son prochain vaccin ? Doit-il recevoir le vaccin contre la grippe et les injections pour prévenir la bron- chiolite et, si oui, quand ? Pour protéger mon enfant, dois-je également me faire vacciner contre la grippe, ainsi que l'autre parent. Et les aînés, s'il y en a ?
- Puis-je inscrire mon bébé à un service de garde en prévision de la reprise de mon travail ? Ou est-ce préférable de faire garder mon bébé à la maison ?
- Sorties et visites : quand bébé pourra-t-il aller dehors ? Peut-on sortir en hiver et à quelles conditions ? Quand il y a du vent ? Et en été, quand fait-il trop chaud pour sortir bébé ? Quand pourra-t-il recevoir de la visite ?
- Que faire si, en été, la température de l'appartement ou de la maison grimpe et qu'on n'a pas de climatisation ? Comment s'assurer que bébé ne se déshydrate pas ?
- L'unité néonatale : puis-je continuer à appeler si j'ai d'autres questions après la sortie ?
- Le suivi médical : bébé bénéficiera-t-il d'un suivi particulier à l'hôpital ? À quelle fréquence et pendant combien de temps ?

Comment choisir un pédiatre ? Dois-je remettre à ce dernier un document résumant l'histoire médicale de mon enfant ?

- L'utilisation du porte-bébé : est-ce une bonne idée d'en utiliser un ? Combien de temps par jour, maximum ? Y a-t-il des contre-indications à mettre mon bébé dans un porte-bébé ? Quel modèle se procurer ?

- Quelles sont les ressources disponibles dans mon milieu ?

- Est-il possible de passer 24 ou 48 heures à l'hôpital avec mon bébé pour prendre soin de lui à temps plein, avec la proximité rassurante du personnel médical, avant le grand départ à la maison ? Certains hôpitaux le suggèrent fortement et il y en a même pour qui c'est une obligation (24 heures tout au moins).

Le grand jour

Et voilà le grand jour qui arrive ! Certains parents ont l'impression qu'il s'agit d'une seconde naissance après avoir tant rêvé à ce moment-là, après avoir subi, parfois, la frustration des « répétitions générales », quand le départ a été remis à plus tard une fois, deux fois, voire encore plus souvent, pour une raison médicale de dernière minute, par exemple une apnée ou une hernie à opérer. Enfin, ces parents vont jouer pleinement leur rôle ! Enfin, ils auront leur bébé pour eux seuls et vont pouvoir décider des moments où ils le partageront avec d'autres !

Cependant, on a parfois l'impression d'avoir tout oublié. On peut ne pas se sentir à la hauteur.

Un papa dont la fille, née à 31 semaines, venait d'arriver à la maison, était assailli de préoccupations. Jamais auparavant il ne s'était senti responsable d'un autre à ce point. Une maman d'un bébé né à 28 semaines a vécu une épreuve supplémentaire et inattendue en affrontant cette maternité seule, dans une grande maison sans bruit, sans infirmières, sans machines. Qui pouvait comprendre qu'elle ne se sentait pas vraiment compétente ? Au moindre doute, elle avait envie d'appeler l'unité néonatale. Son bébé était-il fatigué ? Avait-il assez mangé ? Avait-elle le droit de lui couper les ongles ? À qui oserait-elle le confier pendant qu'elle ferait ses courses ? Des idées saugrenues lui traversaient l'esprit : « Et si je leur suggérais d'ouvrir une succursale, un centre de baby-sitting pour ex-prémas ? »

Soyez indulgent envers la maman ou le papa que vous êtes : d'accord, vous êtes parent de votre bébé depuis un mois ou deux, ou même trois ou encore plus, mais quand vous revenez à la maison avec lui, c'est souvent avant la date où il aurait dû naître s'il avait été à terme. Vous aimez votre enfant? Vous faites de votre mieux? C'est déjà merveilleux!

Les premiers jours suivant le retour à la maison de son bébé né à 29 semaines, une maman se sentait maladroite lorsqu'elle lui donnait son bain ou lui faisait faire son rot. Elle confiait parfois à sa fille qu'elle n'était pas une mère parfaite, mais qu'elle faisait de son mieux pour apprendre à bien s'occuper d'elle et que si elle était nerveuse, il ne fallait pas que sa toute-petite s'inquiète; ce n'était pas à cause d'elle. Elle lui disait qu'elle l'aimait et qu'elle allait prendre de l'assurance.

Rappelez-vous que c'est vous qui connaissez le mieux votre bébé et que vous êtes, avec son autre parent, la personne la plus importante pour lui. C'est avec vous et tout contre vous que l'enfant a besoin d'être.

Rappelez-vous que le retour à la maison signe une belle étape pour tout bébé, qu'il soit prématuré ou non, et que cet épisode s'accompagne toujours d'un certain niveau de stress, même lorsqu'il est né à terme. Quel parent n'a pas tâtonné, les premiers temps, ne s'est pas posé un tas de questions, se demandant s'il en faisait trop ou pas assez, et doutant de ses compétences? Vous avez un avantage sur les parents d'un nouveau-né à terme. Vous connaissez votre bébé depuis bien plus longtemps et vous avez pris soin de lui à l'hôpital pendant plus que deux, trois ou quatre jours. Même si la prématurité ne se termine pas toujours avec le retour à la maison, une page est néanmoins tournée. Vous allez apprendre à vous faire confiance.

Des situations particulières

Les parents ressentent des émotions contradictoires quand ils arrivent à la maison avec un des jumeaux ou un des triplés, tandis que l'autre ou les autres sont toujours hospitalisés. Ainsi, ils ont l'impression d'être comblés, mais en même temps ils sentent qu'ils abandonnent un bébé à l'hôpital; ou ils se demandent comment ils y arriveront avec deux bébés, alors que cela semble déjà si difficile avec un seul, ou encore ils ont très hâte d'accueillir à la maison le second; et le troisième s'il s'agit de triplés. Les parents évoquent parfois un sentiment de culpabilité envers le ou les bébés toujours hospitalisés. Ils ne se permettent pas tou-jours de se réjouir pleinement de la présence du bébé qui a déjà reçu son congé, car ils continuent à traverser une situation de crise et se sentent tiraillés entre la maison et l'unité néonatale. Souvent, ils ont moins qu'avant l'occasion de se rendre à l'hôpital ou encore l'un des parents reste très présent à l'hôpital, tandis que l'autre s'occupe du bébé à la maison.

Une maman a vécu comme une déchirure l'arrivée d'un de ses jumeaux à la maison, deux semaines avant son frère. En effet, elle et son conjoint se sentaient coincés dans un grand dilemme, tant émotionnel que pratique. Ils souhaitaient passer du temps avec celui de leurs fils qui était enfin rentré chez lui mais, en même temps, ils voulaient accompagner l'autre, le plus malade, dans ses épreuves et ne pas le laisser seul à l'hôpital. Pour y arriver, ils devaient se diviser la tâche et n'étaient donc jamais ensemble, en même temps, avec l'un ou l'autre des enfants. Ces congés décalés dans le temps ont constitué pour eux la période la plus difficile à traverser.

Pour éviter l'attachement préférentiel et tous les problèmes cités ci-dessus, certains médecins préfèrent prolonger l'hospitalisation du jumeau moins malade afin qu'il attende que son frère ou sa sœur soit également en mesure de recevoir son congé et éviter ce malaise. Certains parents préfèrent d'emblée ramener leurs bébés ensemble à la maison et en font la demande à l'équipe soignante.

L'arrivée à la maison d'un bébé dont la sœur jumelle ou le frère jumeau est décédé constitue une situation à haute teneur émotive pour les parents : comment ne pas se sentir, une fois de plus, écartelé entre son bonheur de vivre enfin à temps plein avec son enfant — une nouvelle étape vers la vie et la normalité — et la douleur ravivée de savoir que l'autre — ou les autres enfants s'il s'agit de triplés — ne feront jamais partie de la maisonnée.

Le retour à la maison d'un bébé dont on soupçonne qu'il gardera des séquelles, qui a déjà reçu un diagnostic sévère ou encore d'un bébé avec des besoins spéciaux (oxygène supplémentaire, gavage, stomie, etc.) constitue aussi une situation éprouvante pour les parents.

Pendant qu'on lui remettait les médicaments de son bébé et qu'on lui expliquait les rendez-vous à prendre, une maman a piqué une crise : son bébé, né à 24 semaines, était encore malade et avait toujours une lunette nasale. Elle avait suivi ses cours de réanimation 24 heures plus tôt. Elle était persuadée qu'elle n'y arriverait jamais.

Dans ce cas, il arrive parfois aux mamans de se demander si elles sont la mère de leur bébé, son infirmière ou sa thérapeute. Il importe, malgré les soins particuliers, les médicaments à administrer, les rendez-vous médicaux et de réadaptation, ainsi que les exercices à faire à la maison de ne pas transformer le moindre jeu en exercice «rentable» et de ne pas oublier votre rôle premier, celui de parent. Faites preuve de spontanéité, jouez et ayez du plaisir avec votre enfant, sans toujours avoir un objectif thérapeutique en tête. Votre enfant y gagnera en estime de soi, et tous deux y gagnerez un attachement profond et durable.

Dodo en sécurité

Une maman n'était guère rassurée de sortir de l'hôpital son bébé né onze semaines plus tôt, même si elle en était fière. Elle et son conjoint ont passé les premières nuits à se relayer pour s'assurer qu'il n'arrêtait pas de respirer. Cependant, au bout de 72 heures, l'épuisement les a gagnés et ils se sont dit : «À la grâce de Dieu»! Un autre couple organisait des quarts de veille pour être sûrs que leurs jumeaux ne faisaient pas de pauses respiratoires. D'autres dorment en laissant en permanence une main sur leur bébé.

En effet, plusieurs parents qui ramènent leur nouveau-né à la maison ont la hantise de le retrouver sans vie, un matin. Le syndrome de mort subite du nourrisson est aussi présent dans les préoccupations des parents de bébés nés avant terme. La prématurité vient amplifier une peur archaïque vécue par toutes les mères.

En cas de mort subite du nourrisson, la mort survient de façon imprévue, habituellement pendant le sommeil et généralement avant l'âge d'un an. Au Québec, environ un bébé sur 3 000 est victime de ce syndrome. Les bébés prématurés (tout comme ceux de petit poids de naissance) sont plus à risque du syndrome de mort subite du nourrisson que ceux nés à terme. Le risque augmente avec le degré de prématurité. Cet accroissement du risque ne peut pas être expliqué par le fait que le bébé a présenté des apnées au début de sa vie, alors qu'il était encore hospitalisé. Malgré de nombreuses recherches et quelques pistes, la médecine n'a pas encore réussi à déterminer la cause de la mort subite du nourrisson. S'il n'y a malheureusement pas moyen de prévenir à coup sûr ce syndrome, il existe du moins des précautions à prendre pour en réduire les risques :

• pour la maman, ne pas avoir fumé et ne pas avoir pris de drogue durant sa grossesse ;
• veiller à ce que l'environnement, une fois bébé à la maison, soit sans fumée et sans drogue ;

- la position de sommeil sur le dos. Sauf exception, pour un bébé prématuré comme pour un nouveau-né à terme, on recommande de coucher l'enfant sur le dos. Le jour où il sera assez grand pour se tourner lui-même, on n'aura pas à le remettre sur le dos lorsqu'on le retrouvera sur le ventre. On le dépose donc dans son lit, sur le dos, et on le laisse choisir sa position. La position couchée sur le côté est déconseillée. Quant à la position de sommeil sur le ventre, encore plus à risque, on l'évite, sauf dans certains cas exceptionnels reliés à des problèmes de santé et uniquement selon les recommandations d'un pédiatre. En effet, la position de sommeil sur le ventre, alliée à l'utilisation d'un matelas mou, de l'emmaillotement, d'un excès de chaleur ou encore de fumée dans la pièce, prédispose certains bébés vulnérables au syndrome de la mort subite du nourrisson. Auparavant, malgré tous les efforts entrepris, on n'était jamais parvenus à faire baisser les statistiques du syndrome de mort subite du nourrisson, mais depuis 1995 on les a réduites de moitié avec cette simple précaution : toujours coucher bébé sur le dos. Par contre, lorsque le bébé est réveillé et sous surveillance, la position ventrale ne comporte aucun risque. Au contraire, elle aide grandement au développement de l'enfant.
- un environnement de sommeil sécuritaire. Le matelas doit être ferme. On évitera dans le lit du bébé les oreillers, douillettes, couettes, grosses couvertures, peluches et bordures de protection (bref, tout ce qui est doux et moelleux), car ils peuvent gêner la circulation d'air autour de son visage et risquent même de couvrir complètement sa tête. De même, les plastiques, comme l'emballage qui recouvre un matelas neuf, peuvent nuire à la circulation d'air. Il faut les retirer. Au besoin, on emmaillotera bébé dans une couverture mince.
- le fait que bébé partage, durant ses premiers mois, la même chambre que ses parents, mais pas leur lit. Il paraît tellement naturel qu'une mère dorme avec son bébé. Malheureusement, il semblerait que nos lits ne soient pas sécuritaires pour certains tout-petits. Est-ce le matelas ? Les oreillers ? La couette ? La température ? Le fait qu'il y ait plus d'un adulte dans le lit ? Les chercheurs ne le savent pas avec certitude. Des études récentes rapportent un risque accru de mort subite dans les situations de partage du lit. Les spécialistes ne fixent pas d'âge minimum pour faire dodo en toute sécurité à côté de maman ou de papa. Le risque du lit partagé est d'autant plus élevé que le bébé est jeune. Pour une mère n'ayant pas

fumé pendant sa grossesse et pour un bébé en bonne santé, ce risque devient négligeable après l'âge de six mois (penser à corriger l'âge). Plusieurs études internationales ont montré, même si on ne comprend pas encore bien pourquoi, que si le bébé partage la même chambre que ses parents, mais pas le même lit, cela protège contre la mort subite du nourrisson. Bébé peut être allaité dans le lit de ses parents, mais devrait ensuite être replacé dans son petit lit à lui. Il peut se trouver près de maman, tellement près si elle le souhaite qu'elle puisse poser sa main sur lui ; mais pour des raisons de sécurité, il semble qu'il ne devrait pas dormir dans le lit de ses parents, surtout si sa maman a fumé pendant la grossesse et si un de ses parents est un fumeur.

- un environnement ni trop froid et ni trop chaud. Si bébé a reçu son congé de l'hôpital, c'est notamment parce qu'il est capable, désormais, de conserver sa température. Il n'est donc pas souhaitable de transformer votre maison en serre ni d'em-mitoufler bébé comme pour une expédition polaire. Une température normale, entre 18 et 20 °C, convient parfaitement et bébé s'y habitue rapidement. Un bébé qui a trop chaud et dépense beaucoup d'énergie pour faire baisser sa température est davantage à risque.
- attention aux arrangements de fortune qu'on a parfois tendance à utiliser en voyage, chez des parents ou des amis ne possédant pas de lit de bébé. Bébé n'est pas en sécurité quand on le met à dormir sur un divan, sur des coussins ou encore dans une baignoire calfeutrée avec des oreillers et des couver-tures, ne fut-ce que pour une nuit ;
- il semblerait que l'allaitement maternel contribue à réduire le risque de mort subite du nourrisson. Cependant, des études sont encore en cours à ce sujet.

Attention à la plagiocéphalie positionnelle et au torticolis

Les os du crâne du bébé ne sont pas encore soudés. Ceci lui permet de naître par voie naturelle et permet par ailleurs au cerveau de se développer très rapidement au cours des deux premières années. Cette malléabilité de la tête peut cependant être la cause d'un effet indésirable : la plagiocéphalie d'origine positionnelle. Cette déformation du crâne se caractérise par un aplatissement de l'un des côtés de la tête en postérieur. À la longue, on constate également un avancement de l'oreille de ce côté-là, un bombement frontal du même côté et un chevauchement des os. La plagiocéphalie s'accompagne très souvent d'une attitude de torticolis (tête tournée du côté de l'aplatissement et fléchie du côté opposé).

Au cours des premiers mois de vie, la plupart des bébés pré-maturés présentent une plagiocéphalie ou une légère préfé-rence pour un côté. Cela est lié :

- au fait que l'on recommande de placer bébé sur le dos pour dormir, afin de prévenir le syndrome de mort subite du nourrisson ;
- au fait que le bébé né avant terme reste davantage en appui sur les surfaces où ses parents le posent par la dominance des muscles extenseurs du dos.

Cette déformation constitue non seulement un problème d'ordre esthétique, mais engendre aussi un problème de schéma corporel ainsi que des asymétries. En effet, si le bébé manifeste une préférence pour un côté, qu'on le laisse faire et qu'il garde donc toujours la tête tournée du même côté, par exemple à droite :

- il mobilise davantage le côté droit de son corps ;
- il explore davantage de ce côté ;
- la poursuite visuelle est meilleure du côté droit ;
- la coordination œil-main se fait mieux du côté droit ;
- les activités motrices se réalisent avec une meilleure coordi-nation du côté droit (roulements, station assise, quatre pattes, etc.) ;
- avec pour résultat que le côté gauche est négligé.

Vous pouvez utilement observer votre bébé, faire de la pré-vention et faire en sorte, si une plagiocéphalie et un torticolis sont déjà apparus, de réajuster le tir. Quand il dort, pensez à tourner sa tête d'un côté et, la fois suivante, de l'autre. Alternez ainsi à chaque dodo. En période d'éveil :

- assurez-vous que la tête de votre bébé est bien centrée, non inclinée et qu'il peut la tourner autant d'un côté que de l'autre. Son regard doit s'abaisser facilement lorsque vous lui pré-sentez une source de stimulation pour ne pas favoriser la poussée en extension.
- variez les positions (sous surveillance) :
  - lorsque bébé est sur le dos, ne le laissez pas soumis à la loi de la gravité, mais ramenez ses bras et jambes sur lui à l'aide

de rouleaux. Placez des rouleaux (de serviette éponge, par exemple) de chaque côté du corps et glissez-en un sous ses genoux, afin de regrouper ses membres ;

- sur le ventre : il faut absolument que votre enfant aille sur le ventre en période d'éveil. En effet, cette position permet à bébé de contempler le monde d'une autre façon et améliore le tonus de son cou, de ses épaules et de son dos. Si la première fois que vous le placez sur le ventre, il manifeste son déplaisir au bout de cinq secondes seulement, roulez-le immédiatement mais avec délicatesse sur le côté ou sur le dos. La prochaine fois, il y restera peut-être sept secondes, et ainsi de suite. En le changeant de position dès qu'il le réclame, vous lui permettez d'apprivoiser cette position en douceur. Installez-le sur le ventre plus souvent pendant la journée (de dix à vingt fois si possible), mais pendant de brèves périodes. Essayez différentes surfaces : le lit, le tapis, vos jambes, votre torse, etc. ;

- pensez aussi à varier les positions lors de l'alimentation au biberon et lors du transport dans les bras ;

• il n'y a pas que dans son lit que bébé est appuyé sur sa tête, mais aussi, par exemple, lorsqu'il est installé dans un siège d'auto ou un autre petit siège. Évitez donc de le laisser dans la même position pendant de longues périodes. Chez un bébé assis trop longtemps dans la même posture, au moment où il n'a pas encore la maîtrise de sa tête, la gravité joue et la fait pencher d'un côté. Cela, à la longue, peut occasionner un torticolis. Même si vous vous êtes assuré, en l'y plaçant, que son bassin est bien calé au fond du siège, que sa tête et son tronc sont bien droits et que ses pieds se trouvent tous deux au même niveau, bébé a tendance, si on le laisse trop longtemps ainsi, à perdre cette bonne posture.

Vous constatez que votre bébé a la tête aplatie derrière ou qu'il manifeste une préférence pour un côté ? Consultez un physiothérapeute (un kinésithérapeute en Europe) ou encore un ostéopathe spécialisé en pédiatrie. On traite parfois la plagiocéphalie avec une orthèse de remodelage crânien, option qui suscite cependant des controverses.

Aider bébé à s'autoréguler et à se consoler

Un bébé à terme possède un système de régulation qui l'aide à moduler ses stades physiologiques, par exemple la faim, la satiété, l'éveil, le sommeil... Le système neurologique du bébé prématuré est immature ; cet enfant est plus démuni en ce qui concerne la régulation de ses besoins physiologiques, l'interprétation des stimulations provenant de l'environnement (tactile, visuel, sonore...), et aussi les signaux qu'il reçoit de son propre corps (faim, fatigue, inconfort). Ce manque d'auto-régulation nuit à son alimentation, à son humeur, à son éveil, à son sommeil et à ses capacités d'apprentissage. C'est ainsi que nombre de bébés prématurés dorment très peu, pleurent beaucoup, sont submergés par les sensations et les émotions et ne semblent pas capables de se calmer.

Généralement, un bébé à terme se console si on le prend dans les bras ou simplement si son parent lui parle gentiment. Cela s'avère rarement suffisant, dans les premiers temps, pour calmer un bébé prématuré. Ses réactions aux bruits, à la lumière ou à d'autres stimulations sensorielles sont souvent disproportionnées, exagérées, en intensité comme en durée.

Un bébé à terme qui entend, par exemple, l'eau du bain qui coule reconnaît rapidement ce bruit et sait qu'il va bientôt être calmé. Le bébé prématuré, lui, est vite submergé et ne décode pas toujours ces signaux sensoriels, vocaux et gestuels. Il met davantage de temps à les intérioriser et à être rassuré par les rituels du boire, du bain, du dodo, etc. En outre, il éprouve de la difficulté à s'adapter aux changements. Quand on finit par établir une certaine routine, il suffit souvent d'une visite chez le médecin ou chez grand-maman, d'un changement d'environnement ou d'heure de sieste pour le perturber, beaucoup plus qu'un autre enfant. Bref, les premiers temps, certains parents ont l'impression qu'il n'y a rien d'harmonieux.

Or, il est important de développer cette capacité de modulation, non seulement pour le contrôle de ses besoins internes, mais aussi parce qu'elle constitue la base de l'ouverture vers le monde pour l'enfant. Elle permet au bébé d'être disponible pour :

• dépasser le stade où il pleure (et plus tard crie et se jette par terre) et de développer des comportements adaptés ;
• établir ses premiers contacts, s'attacher et communiquer ;
• découvrir son environnement, l'explorer et faire ses premières expériences sensorielles ;
• comprendre la relation de cause à effet ;
• faire des apprentissages.

Le bébé à terme, ne présentant en général pas de problèmes de modulation, profite rapidement de ces expériences forma-trices. Pour que le bébé prématuré puisse en bénéficier lui aussi, ses parents l'aideront :

- à se calmer ;
- à identifier ce qui se passe ;
- à lui donner de la maîtrise sur la situation et, quand il grandit, à lui offrir des choix ;
- à se rendre disponible.

Pour ce faire, voici quelques stratégies à essayer.

- Ayez en tête le confort de bébé. La gravité fait que, durant les premiers mois d'un bébé prématuré, ses bras et ses jambes ont tendance à retomber dans un schéma d'extension, comme si ceux-ci étaient collés au matelas. De plus, sa tête penche très souvent sur le côté, puisque la musculature du cou, encore immature, ne peut garder celle-ci dans le même axe que le corps. Or, l'extension est non seulement source d'asymétrie, mais elle est aussi désorganisante. Si l'enfant est tendu parce qu'il combat un déséquilibre, il sera mal à l'aise et non dispo-nible. Plus un bébé est ramené en position symétrique et en flexion, avec ses membres proches de son corps, moins il a tendance à sursauter et plus vite il devient capable de s'orga-niser et de se consoler. Veillez à ce que sa tête et son tronc soient toujours bien soutenus, jusqu'au moment où il y par-viendra de lui-même. Les premiers temps, quand on place par terre ou dans son siège un bébé qui a toujours la tête tournée de côté, on peut l'aider à se redresser et à adopter une posture plus symétrique en lui installant un petit coussin-contour, ce qui le détend davantage. Vérifiez si l'étiquette ou la fermeture éclair de son pyjama ne l'irrite pas. Utilisez des tissus doux et posez bébé sur une surface confortable, enveloppez-le dans une couverture légère, etc.
- Prenez l'habitude de vous mettre dans la peau de votre bébé. Il est couché sur le dos et la lampe est allumée ? Il y lieu de diminuer l'intensité lumineuse ou de placer l'enfant de façon à ce qu'il ne soit pas ébloui.
- Avant de le prendre dans vos bras, de le changer de position ou de le transporter, prévenez votre bébé, assurez-vous que ses bras soient ramenés contre lui et ses mains sur lui pour qu'il ne ressente pas de perte de contrôle. Déplacez-le douce-ment. Assurez-vous que sa colonne vertébrale est toujours

bien soutenue (une main sous sa nuque et sa tête, l'autre sous ses fesses). Ainsi maintenu, l'enfant se sent en sécurité et cela évite tout mouvement d'ouverture de son corps qui pourrait le désorganiser.

- Diminuez le bruit ambiant et la luminosité de la pièce.
- L'heure des boires se passe dans un endroit calme.
- La télévision ou la radio ne doivent pas fonctionner toute la journée. Des moments de silence font du bien à tous, au petit comme aux grands.
- Apprenez à bébé à se consoler en lui parlant doucement, en lui chantant toujours une petite chanson lorsque vous le tenez tout contre vous, en lui fredonnant un doux murmure, pour produire une vibration bienfaisante.
- Quand bébé est réveillé, la proximité physique constitue un formidable moyen de se découvrir, de s'apprivoiser et de s'apaiser ensemble, lorsqu'on est collés l'un contre l'autre en kangourou, dans le bain ou tout simplement dans une chaise berçante, un fauteuil ou le lit. Cela est essentiel chez tous les mammifères. L'être humain ne fait pas exception; le bébé humain aussi a besoin de passer du temps dans le giron de son parent.
- Une légère pression s'avère souvent plus apaisante qu'un toucher léger. Des exemples : quand bébé est couché sur le dos ou ramené en flexion, une légère pression sur sa poitrine l'aide à se sentir en sécurité. Lorsque vous massez votre bébé, n'ayez pas peur d'appliquer une pression réconfortante.
- Parfois, la chaleur associée à des mouvements doux, rythmiques et réguliers fait toute la différence, notamment pour soulager bébé de ses coliques. Bercez-le et dansez avec lui dans vos bras ou en le tenant contre votre épaule. Cela a tendance à le faire « changer d'idée ». Lorsque vous êtes assis avec lui, imprimez de très légères secousses avec vos bras ou vos jambes. Tapotez gentiment son dos ou ses fesses. Certains bébés aiment être promenés ou bercés quand ils sont couchés à l'horizontale à plat ventre sur le bras de leur parent. Ce mouvement linéaire les calme davantage que des stimulations à la verticale, qui ont tendance à exciter.
- On fait parfois des merveilles avec une petite balançoire pour l'intérieur qui berce bébé. Ainsi, l'enfant reçoit une stimulation vestibulaire agréable sans que le parent soit tout le temps obligé de le tenir dans ses bras. Au fil des semaines, bébé doit apprendre à se distancier un peu de vous et à commencer à se réguler lui-même, bref, à être bien dans son corps même quand il n'est pas placé contre vous.

- Plusieurs bébés aiment être portés par leur parent dans un porte-bébé. Assurez-vous que la tête de votre enfant ne reste pas inclinée derrière. Avec votre main, tenez-la bien centrée. C'est l'idéal en effet que sa tête soit le plus souvent gardée au centre. Si, cependant, elle a tendance à s'incliner d'un côté, veillez à la tourner de l'autre côté au bout d'un moment. Dans cette position, le tout-petit se laisse aller et écarte beaucoup ses jambes. Préférez un modèle de porte-bébé avec un coussin étroit qui écarte moins les hanches plutôt qu'un coussin large. Évitez que bébé passe de trop longues périodes dans le porte-bébé.
- Certains tout-petits sont agressés par les senteurs fortes. À cette étape-ci encore, il est bon de se passer de parfum et de continuer à offrir au bébé l'odeur rassurante de sa maman ou de son papa.
- Apprenez à votre bébé à se consoler. Vous l'aiderez à s'apaiser en lui donnant l'occasion de tenir une fine couverture, un petit toutou lavable de la taille de votre main ou un toutou plus grand avec de grandes oreilles ou une longue queue à laquelle il peut s'agripper ou, encore mieux, un petit tee-shirt porté par vous et qui sent bon la maman ou le papa Attention cependant : si l'enfant s'endort après s'être consolé, retirez le tee-shirt de son lit. Vous pouvez aussi, en douceur, apprendre à votre bébé à tenir ses petites mains ou à amener son poing jusqu'à sa bouche. Ce faisant, vous n'êtes pas en train de créer une mauvaise habitude ; au contraire, sucer son poing est un signe de maturation et il y a de bonnes chances pour qu'à la longue, il apprenne à se réconforter de cette manière. S'il l'accepte, la sucette d'amusement aide aussi l'enfant à s'apaiser seul.

Un horaire à établir : viser l'idéal… en tenant compte de la réalité

Le temps que prend un bébé prématuré pour s'auto-réguler au cours de ses périodes d'éveil, de sommeil et de ses boires est souvent assez long et varie beaucoup de l'un à l'autre. Le bébé prématuré a besoin — davantage que le bébé à terme — d'être guidé pour arriver à trouver certains rythmes. Tendez à donner au vôtre un horaire le plus régulier possible, cela l'aidera à inté-grer un rythme avec des points de repère constants auxquels il finira tôt ou tard par s'accoutumer. Évidemment, cette routine au quotidien, avec des rituels stables, constitue l'idéal. Cependant, dans la réalité, il y a des bébés qui ont été très malades et qui sont en convalescence… Des bébés qui présentent de fortes coliques, certains en soirée, d'autres commençant en fin d'après-midi jusque dans la nuit et d'autres encore toute la journée également… Et passée la chaotique période des coliques, plusieurs bébés restent «à besoins intenses»… Votre tout petit bébé doit aussi récupérer. Il se peut que ce soit l'heure de son boire, mais s'il dort, n'allez pas le réveiller, du moins pas durant les premiers temps. Et avec des jumeaux ou des triplés, la question de l'horaire à établir est à la fois plus importante, mais elle constitue aussi un fameux défi à relever… Vous devez réussir quelque chose que vous n'avez jamais appris à faire… Lorsqu'on ramène son bébé à la maison, il faut donc aussi faire preuve de souplesse, ce qui semble tout à fait contradictoire avec l'idée d'un horaire bien réglé…

Bref, faites de votre mieux, cher parent, d'autant plus que l'arrivée de bébé est venue bousculer le quotidien familial. Et surtout ne vous culpabilisez pas s'il vous semble impossible d'établir une routine avec votre bébé. Il lui faudra peut-être un peu plus de temps — et même beaucoup plus —, à lui, pour commencer à s'autoréguler. Mais ne désespérez pas ; avec votre aide, il y parviendra un jour, lui aussi. Dès lors, n'abandonnez pas l'idée d'un horaire et tendez vers celui-ci. Un jour, un semblant d'horaire émergera et, petit à petit, un certain rythme quotidien s'installera, pour votre bénéfice et pour celui de votre bébé, qui profitera dès lors de cette prévisibilité des événements. Patience, temps et régularité sont vos alliés.

La nuit, un rythme à trouver

Quand les bébés sont-ils censés faire leurs nuits ? La plupart des nouveau-nés et des bébés prématurés qui reçoivent leur congé (parce qu'arrivés à terme ou presque) réclament à boire durant la nuit. Selon les recommandations du Centre hospitalier universitaire Sainte-Justine, à Montréal, la ligne à suivre est la suivante :

- si la quantité de lait est de 60 ml, l'enfant doit boire toutes les 3 heures, nuit comprise ;
- entre 60-75 ml, il peut boire toutes les 3 ou 4 heures et sauter un boire de nuit ;
- entre 75-90 ml, il peut boire toutes les 4 heures et sauter un deuxième boire la nuit ;

- dès qu'il boit 90 ml et plus, il peut boire toutes les 4 ou 5 heures et dormir toute la nuit.

Bien dormir relève d'un apprentissage, comme manger, marcher ou devenir propre. Un horaire régulier et des routines durant la journée et la soirée rassurent le bébé et cela l'aide à acquérir de bonnes habitudes de sommeil. Si possible, prenez l'habitude, dès le retour de votre bébé à la maison, de le coucher toujours à la même heure. Mettez également en place une routine du coucher, toujours la même, par exemple le bain qui détend, le dernier boire dans une ambiance paisible (si bébé ne pleure pas!) ou le contraire: d'abord, le boire, puis le bain, si cela convient mieux à votre bébé et à vous. Répétez les mêmes paroles et gestes rassurants au moment de coucher bébé dans son lit. À mesure qu'il grandit, vous pourrez ajouter des éléments à cette routine du dodo, comme une berceuse ou encore une histoire que vous raconterez toujours au même endroit.

Si votre bébé pleure beaucoup, la solution ne consiste pas à passer la soirée et parfois le début de la nuit à tenter de lui offrir à boire chaque fois qu'il se remet à hurler. Au contraire, un bébé qui boit trop fréquemment a davantage de coliques, surtout s'il est prématuré. Ce n'est pas parce que bébé pleure, toutes les deux heures ou moins, qu'il convient nécessairement de le faire boire. Si on l'alimente toutes les deux heures, le bébé prématuré n'arrivera pas facilement de lui-même, par la suite, à boire toutes les trois ou quatre heures, et, ensuite, à se passer du boire de nuit. Il convient donc de s'assurer qu'il ne s'agit pas d'autre chose et de voir si on peut l'aider à patienter jusqu'au boire suivant. Un nourrisson qui boit trop souvent ne ressent jamais la faim et s'habitue à avoir en permanence quelque chose dans l'estomac… Il se réveille donc plus souvent pour boire. Ce cercle vicieux conduit à une régulation inadéquate.

Bien entendu, il faut répondre aux pleurs de votre bébé, mais pas nécessairement en le prenant dans vos bras, en le collant contre vous et en lui offrant systématiquement le sein ou le biberon. Ce n'est pas ainsi qu'il apprendra à se consoler. Vous pouvez l'aider à trouver des moyens de prévenir la crise ou de la calmer, sans toujours tout faire à sa place:

- en le faisant patienter un tout petit peu (même si ce n'est que quelques secondes, au début). Estimez la qualité et l'intensité des pleurs et n'y allez que si cela semble nécessaire. Si vous accourez toujours au moindre son ou aux moindres pleurs, bébé n'apprendra jamais à patienter et à se consoler;

- en étant près de lui, mais sans toujours le prendre dans vos bras ;
- en lui flattant le ventre ;
- lorsqu'il est en crise, en le regroupant, comme lorsqu'il était à l'hôpital, en position fœtale avec vos deux mains afin de l'apaiser ;
- en l'aidant à développer des stratégies pour apprendre à se consoler.

Soyez également sensible à ses signes de fatigue, car un bébé trop fatigué s'endort difficilement.

Votre enfant doit apprendre à s'endormir seul dans son lit, sans boîte à musique et si possible sans sucette d'amusement. En effet, comme tout le monde, il connaît des réveils partiels durant la nuit. Cette situation ne pose aucun problème dans la mesure où on est capable de se rendormir seul. Or, pour ce faire, votre bébé a besoin des conditions présentes au moment de l'endormissent. S'il prend l'habitude de s'endormir dans vos bras, au sein ou au biberon, en poussette, dans votre lit, en suçant sa sucette ou encore au son de la ritournelle d'une boîte à musique, il se crée une association d'endormissement. Il y a, dès lors, de fortes chances que, lorsqu'il aura un réveil partiel au cours de la nuit, au lieu de se rendormir, il cherchera vos bras, le sein, le biberon, la sucette qui est tombée ou sa petite musique, au lieu de se rendormir seul.

Lorsque bébé arrive à la maison, la sucette d'amusement n'est plus indispensable, comme elle l'était à l'hôpital, pour stimuler son réflexe de succion, pour compenser les sensations négatives par la bouche et pour l'aider à se consoler après les manœuvres désagréables. L'enfant peut désormais développer d'autres moyens d'autoconsolation. En pratique, cela fonctionne bien avec certains, tandis que pour d'autres, cela est plus difficile. Ceux pour qui la sucette s'est avérée une des principales sources de réconfort durant leur séjour à l'hôpital y restent parfois très attachés. Pourquoi la leur enlever, dès lors ? Lorsque l'allaitement maternel constitue le mode d'alimentation, il est déconseillé d'utiliser une sucette. Allez-vous quand même laisser sa sucette bien-aimée à votre bébé, quitte à ce qu'elle finisse peut-être par poser des problèmes pour l'allaitement et qu'elle retarde son autonomie la nuit ? Allez-vous plutôt aider votre enfant à trouver d'autres moyens de s'apaiser ? Pour prendre une décision, il vous faudra tenir compte de votre tolérance (aux pleurs de bébé, à ses réveils nocturnes pour lui redonner sa sucette, etc.) et de celle de votre conjoint. En effet, il est important que les deux parents se sentent à l'aise avec les décisions prises.

Jusqu'à maintenant, bébé ne distinguait pas le jour de la nuit, et voilà qu'environ un mois ou deux après le retour à la maison, il commence à présenter des cycles de veille-sommeil plus organisés. Progressivement, le rythme jour-nuit s'installe, influencé notamment par les rythmes des boires.

AIDEZ BÉBÉ À DISTINGUER LE JOUR DE LA NUIT

Les dodos de jour peuvent se faire dans une légère pénombre plutôt qu'à l'obscurité. Il importe de ne pas déranger un bébé qui dort. Cependant, il faut tout de même éviter qu'il ne dorme trop le jour au détriment de la nuit. Pour la sieste, un bébé ne devrait pas dormir plus de deux heures et demie ou trois heures d'affilée, car cela nuit à sa régulation. Dans ce cas bien particulier, vous pouvez le réveiller doucement en faisant un peu de bruit, en entrant dans la chambre, en ouvrant le store… Néanmoins, il convient de respecter les besoins des gros dormeurs tout comme ceux des petits dormeurs… Si votre bébé dort beaucoup le jour, mais qu'il dort bien aussi la nuit, ne le réveillez pas, surtout avant qu'il ait atteint deux à trois mois d'âge corrigé.

En ce qui concerne les réveils nocturnes :

- évitez d'allumer ; au besoin, optez pour une veilleuse ;
- évitez de faire du bruit et même de parler à votre bébé ou limitez-vous à un simple : « C'est maman ; on va boire » ou encore « Chut, tout va bien, dodo » ;
- limitez les soins au minimum. Ce n'est pas le moment de faire des câlins, l'enfant voudra continuer… Or, la nuit est faite pour dormir et la journée pour le plaisir, la communication et les câlins.

Passé un certain âge, même chez le bébé prématuré, les réveils nocturnes tiennent plus à une habitude bien ancrée qu'à des besoins essentiels. Entre quatre et six mois d'âge corrigé, un bébé devient neurologiquement mature pour adopter un rythme jour-nuit et un cycle de sommeil régulier. Il devrait donc, si ce n'est déjà fait, commencer à faire ses nuits. Cependant, de nom-

breux bébés prématurés ont beaucoup de difficulté à s'autoréguler, ce qui les amène plus rarement à faire leurs nuits
spontanément. Ce sont les parents qui, à ce stade, doivent aider
leur enfant à y parvenir.

Cependant, ils ont encore très frais à la mémoire les débuts
difficiles de la vie de l'enfant. Il se peut aussi que pour celui-ci,
le gain de poids soit prioritaire. Afin de savoir s'il a vraiment
besoin de boire la nuit ou non, on se référera au texte qui suit.
On souhaite combler tous les besoins du petit trésor et on préfère
lui en donner trop que pas assez. Ce faisant, on oublie parfois
que « le mieux est l'ennemi du bien ». Plusieurs parents se jurent,
à la naissance de leur bébé, qu'ils ne le laisseront pas pleurer. Il
est important, en effet, de répondre très vite et le plus adéquatement possible aux demandes d'un tout-petit. En développant
une hypersensibilité à ses besoins, en cherchant rapidement à les
satisfaire ou même en arrivant à les anticiper, on lui permet de
se construire un sentiment de sécurité de base.

Cependant, au fil des mois, il faut admettre que ses besoins
évoluent. Entre six et neuf mois, un nouveau besoin émerge :
celui d'avoir des limites. Vouloir dans la mesure du possible
continuer à éviter toute forme de frustration à son bébé qui
grandit finit par entraver son apprentissage de l'autonomie. Il
faut lui faire confiance. Lui aussi est capable, petit à petit, de
développer son autonomie.

Dans les faits, ce sont les boires de nuit qui posent bien souvent problème. Bébé tète par habitude. S'il avale de grandes
quantités de lait durant la nuit, il urine abondamment. Et alors
ses couches froides et inconfortables le réveillent. De plus, il boit
rarement bien de jour.

Voici une méthode pour sevrer très progressivement les boires
de nuit de son bébé, quand on se sent prêt à le faire, à partir de
six mois (toujours d'âge corrigé).

- Il est important que les deux parents soient d'accord avec ce
  sevrage, pour éviter des discussions très émotives en pleine
  nuit.
- Préparez votre bébé à ce grand changement : « Cette nuit, je
  te donnerai encore ton lait, mais à partir de demain, tu n'en
  auras plus besoin. Tu deviens grand maintenant. »
- S'il est habitué à boire 90 ml la nuit, ne lui en donnez que 85
  la première nuit, 80 la nuit suivante, et ainsi de suite. Peu à
  peu, diminuez également la concentration du lait dans le
  biberon en diluant le lait avec de l'eau.

- Si vous allaitez bébé, tentez de diminuer progressivement la durée du boire de nuit.
- Évitez de remplacer le lait par un biberon d'eau, sous peine d'entretenir l'habitude de téter et de boire. Cependant, on peut donner de l'eau à la fin du sevrage du boire de nuit, sans laisser bébé se rendormir en tétant, dans le but de le décourager d'appeler et de ne recevoir que de l'eau (qu'il n'aime habituellement pas).
- Si votre bébé est habitué à s'endormir pendant le dernier boire du soir, il l'associe à sa capacité de s'endormir. Dès lors, quand il se réveille, au lieu de se retourner et de sombrer à nouveau dans le sommeil, il réclame les mêmes conditions réconfortantes qui président à son endormissement. Vous pouvez devancer quelque peu le boire du soir, de façon à ce que, lorsqu'il a fini, il soit peut-être détendu, mais pas complètement endormi. Ou encore donner ce dernier boire avant le bain. Bébé doit apprendre à s'endormir par lui-même dans son lit. Ainsi, lors des réveils nocturnes partiels, il lui semblera normal de se retrouver dans son lit et il s'y rendormira facilement.
- Afin de se préparer à l'éventualité où votre bébé se mettrait à réclamer son lait à cor et à cri quand il a fini la quantité diminuée ou encore la première nuit où vous coupez complètement son boire, appliquez la méthode des 5-10-15 minutes. Dès lors, lorsque votre bébé se met à pleurer, allez le rassurer au bout de 5 minutes. Ne le prenez pas dans vos bras, mais chuchotez-lui que tout va bien et qu'il doit faire dodo. Replacez ensuite sa couverture et éclipsez-vous. Au besoin, répétez cette courte intervention après 10 autres minutes de pleurs, puis après 15 minutes. Si votre enfant continue à pleurer, allez le réconforter très brièvement toutes les 15 minutes. Le lendemain, débutez à 10 minutes et retournez-y après 15 puis 20 minutes et, si nécessaire, restez aux 20 minutes. La troisième nuit, ce sera 15-20-25 et ainsi de suite. Dans bien des cas, cette méthode porte rapidement ses fruits. Plutôt que de laisser pleurer bébé sans venir le voir, la méthode progressive est beaucoup plus sécurisante, et c'est pour cela qu'elle fonctionne mieux. Même si vous ne répondez pas à son désir, le fait d'apparaître régulièrement à ses côtés le rassure néanmoins ; il ne se sent pas abandonné. Quant à vous, cette façon de faire vous permet de vérifier si tout va bien, et par ailleurs si votre enfant n'a pas de fièvre, n'a pas vomi ou n'a pas le pied coincé entre deux barreaux.

- Cependant, certains parents trouvent très long et difficile d'attendre 5 minutes puis 10 puis 15, avant d'intervenir. Si c'est votre cas, adaptez la méthode à vos besoins. Déterminez d'avance votre seuil de tolérance aux pleurs de votre bébé. Supposons que pour vous, il soit de 3 minutes. Allez le rassurer au bout de 3 minutes, puis de 6 et de 9, la première nuit. La deuxième nuit, vous pouvez y aller selon le rythme 6-9-12 et la troisième au rythme 9-12-15, mais vous avez aussi la possibilité d'y aller plus progressivement, par exemple 4-7-10, la deuxième nuit, et 5-8-11 la troisième (et ainsi de suite).

- Si votre bébé s'endort également pour sa sieste au moment du boire, il est préférable de devancer son boire, de le coucher dans son lit quand il est encore réveillé et d'appliquer la même méthode progressive. Lorsqu'on se montre conséquent, bébé se sent davantage en sécurité et apprend plus rapidement ce qu'on attend de lui.

- Pour ces mêmes raisons, il importe de ne pas céder et d'appliquer cette même méthode progressive pour l'endormissement et tous les réveils nocturnes. Si vous le faites, votre bébé s'attend à ce que vous faiblissiez à nouveau et hurlera jusqu'au moment où vous capitulerez. Quand on ne plie pas, qu'on fait preuve d'une attitude ferme, calme et aimante, l'enfant se sent davantage sécurisé que lorsqu'on joue au yoyo.

- Faites sentir à votre bébé que ce n'est nullement pour le punir que vous ne le prenez pas dans vos bras et que vous ne le nourrissez plus la nuit, mais bien pour l'aider à grandir et à acquérir un meilleur sommeil et une meilleure auto-régulation.

Bien souvent, toutes ces mesures destinées à aider bébé à consolider son horloge biologique au fil des mois préviennent les troubles du sommeil.

Boire et manger, tout un apprentissage

Le parent doit s'attendre à ce que les boires soient longs et fatigants, pour lui comme pour son bébé. Ce n'est pas nécessairement toujours le cas : il arrive qu'on constate avec soulagement que bébé boit bien, même quand il est né très prématurément. Cependant, dans la majorité des cas, le boire s'éternise, bébé s'endort à tout bout de champ ou alors il pleure… Les problèmes d'alimentation du bébé prématuré sont souvent en lien avec ses difficultés de modulation. En effet, si bébé pleure sans arrêt, il ne peut pas avaler en même temps.

- Donnez à boire à votre bébé dans une pièce calme, sans radio ou télévision allumée, seul avec lui.
- Tirez quelque peu les rideaux pour créer une douce pénombre.
- Vous trouverez aussi d'autres conseils dans *Aider bébé à s'auto-réguler et à se consoler*, en page 142.

> Quand il n'est pas surstimulé, bébé a davantage l'occasion de consacrer toute son attention à un fameux travail : coordonner la séquence de téter et d'avaler, sans oublier de respirer !

Plusieurs bébés prématurés connaissent des troubles de l'alimentation. Ceux-ci durent parfois jusqu'à l'âge de 18 mois corrigés et peuvent résulter de problèmes médicaux, comme un reflux gastro-œsophagien ou une digestion lente liée à un taux d'alcalinité trop élevé dans l'estomac. Des atteintes neurologiques peuvent aussi faire en sorte que l'enfant présente une succion faible, des difficultés de déglutition et parfois même des aspirations, ou encore, plus tard, des problèmes de mastication. La cause peut également résider dans des problèmes physiologiques liés à l'immaturité :

- boire se fait dans une position de flexion, une posture que n'a pas encore acquise un bébé prématuré. De plus, le tout-petit qui a la dysplasie broncho-pulmonaire adopte une position d'extension pour dégager sa cage thoracique et mieux respirer. Le fait de se tendre en arrière est désorganisant et lui fait ouvrir la bouche, ce qui rend la succion plus difficile. Cependant, ramener le bébé en flexion pour boire comprime sa cage thoracique et lui demande beaucoup d'efforts... D'autres bébés sont hypotoniques : on constate qu'ils ne tiennent pas bien leur tête, leur cou ni leur dos, mais à l'intérieur, comment cela se passe-t-il ? Il se peut encore que la langue éprouve de la difficulté à renvoyer le lait vers l'arrière, que celui-ci s'accumule et qu'il suffise d'une gorgée supplémentaire pour que l'enfant s'étouffe. Il en a peut-être assez de s'étouffer et de vomir. Pas étonnant qu'à un moment donné, il refuse de boire ;
- pour certains bébés encore petits, qui ont la dysplasie broncho-pulmonaire ou des problèmes cardiaques, le simple fait de téter les fatigue beaucoup ;
- il se peut que le réflexe de succion soit absent ou plus faible que chez un nouveau-né à terme ;

- il se peut aussi que bébé ne coordonne pas encore bien les actions de téter, d'avaler et de respirer successivement. *Pour aider son bébé à maintenir son rythme de succion, une mère musicienne réglait son métronome à 60 parce que les bébés tètent à un rythme de 60 succions par minute;*
- un ou des problèmes décrits ci-dessus peuvent faire que bébé a tendance à s'endormir pendant le boire. Veillez à ce que la température de la pièce ne soit pas trop élevée et que bébé ne soit pas habillé trop chaudement.

Les troubles de l'alimentation peuvent enfin découler:

- du stress représenté par la transition gavage-biberon ou gavage-sein;
- du fait que bébé a été nourri par plusieurs personnes à l'hôpital;
- d'une hypersensibilité du visage, des lèvres et de l'intérieur de la bouche découlant des gavages, des médicaments administrés par voie orale et autres expériences au visage qui ont été désagréables et envahissantes, voire douloureuses;
- des défenses tactiles provenant d'un manque de stimulations appropriées à l'intérieur de la bouche, en raison d'un gavage prolongé;
- d'un réflexe de haut-le-cœur très prononcé;
- d'une aversion pour différentes textures.

Or, un bébé prématuré doit gagner du poids. Quand les boires s'avèrent interminables ou constituent une continuelle bataille, le niveau de stress grimpe en flèche. Si cela arrive, n'hésitez pas à consulter le médecin. D'autres spécialistes peuvent vous aider, comme la diététiste ou l'ergothérapeute. On vérifiera peut-être alors:

- si la quantité ingérée est suffisante;
- s'il convient de faire subir à l'enfant des tests supplémentaires pour comprendre ce qui se passe;
- s'il s'agit de modifier la position du bébé pendant le boire, la texture du lait ou de la nourriture.

Certains grands prématurés éprouvent de la difficulté à percevoir la nourriture comme quelque chose de non dangereux. L'enfant vit un véritable drame au plus léger changement de texture, lorsqu'on passe des purées lisses à des purées un peu plus épaisses ou plus grumeleuses, et lorsqu'on introduit des morceaux solides. Traditionnellement, une bonne mère est censée être entre autres une mère nourricière. Il y a des mamans qui dépriment et finissent par penser qu'elles ne sont pas de bonnes mères... Bien entendu, cela est absolument faux! Si elles ne parviennent que de peine et de misère à nourrir leur bébé, ce n'est pas parce qu'elles sont incompétentes ni parce qu'elles n'ont pas un bon bébé... mais bien en raison d'éléments perturbateurs reliés à la prématurité.

Aujourd'hui, on connaît mieux les problèmes reliés à l'alimentation du bébé prématuré. Il y a moyen de faire de la prévention en aidant son enfant à interpréter différentes stimulations sensorielles sur son visage et sa bouche et à se désensibiliser. (voir *Nourrir son bébé*, en page 74).

Quelques conseils:

- caressez-lui les lèvres;
- massez l'extérieur de ses joues;
- massez-lui les gencives et l'intérieur des joues;
- donnez à votre enfant des jouets faits d'un caoutchouc souple et dur, des anneaux de dentition et des jouets de diverses textures. Le jour où il commence à porter spontanément des objets à la bouche, il s'agit d'un grand pas en avant! C'est le signe qu'il est en train d'acquérir une meilleure maîtrise de ses fonctions orales;
- quand bébé grandit, jouez à toucher sa langue avec votre index et à le ressortir aussitôt, ce qui le surprendra, au début, mais donnera parfois lieu à des fous rires. Tirez aussi la langue, faites des bulles de salive, claquez des lèvres, claquez la langue, mettez vos doigts en bouche... Bébé prend toujours plaisir à imiter ses parents;
- effectuez très progressivement le passage des purées lisses à d'autres textures, de façon si possible à le rendre imperceptible pour votre bébé;
- l'enfant se sent souvent plus en sécurité s'il peut maîtriser ce qu'il introduit dans sa bouche. Ainsi, lorsqu'il est à l'âge de commencer à manger des fruits, offrez-lui parfois des petits morceaux de banane ou de fruits mous qui fondront dans la bouche à la place d'une purée de fruit;
- procurez-lui une brosse à dents. Montrez-lui comment on s'en sert et laissez-le faire. En voilà une sensation bizarre dans la bouche! Mais comme c'est lui qui tient la brosse et en possède la maîtrise, il explorera à son rythme les sensations qu'elle procure;
- ne perdez pas espoir! Votre enfant est en apprentissage et celui-ci peut prendre du temps.

Il existe des cliniques de dysphagie, spécialisées dans les troubles de l'alimentation du bébé et de l'enfant (entre autres les
prématurés). Des ergothérapeutes, des orthophonistes et des
diététistes y rencontrent les bébés, font passer des tests médicaux
et effectuent avec les parents un bon travail d'équipe.

Une période d'adaptation pour le parent

Si les peurs sont légitimes, il faut malgré tout tenter de les
raisonner. Certes, le fait de ramener son bébé prématuré à la
maison représente un défi, mais non une mission impossible.
Lorsqu'on est tracassé et fatigué et que le degré d'imprévisibilité
se situe à un niveau élevé, les journées semblent chaotiques. Les
gestes quotidiens les plus simples, comme prendre sa douche,
préparer un repas ou recevoir de la visite, relèvent du parcours
du combattant. Les samedis et dimanches sont noyés dans le
maelström des autres jours. Il est fréquent qu'on ne sache plus
si le médicament a été administré, qu'on ne se souvienne pas de
l'heure à laquelle bébé a été nourri la dernière fois, etc.

Pourquoi alors ne pas tenir un journal de bord dans lequel
vous indiquerez l'heure des boires et de l'administration des
médicaments, ainsi que l'un ou l'autre fait saillant de la journée ?
Ou continuer à le tenir si vous en avez déjà commencé un
pendant le séjour de bébé à l'unité néonatale. Notez-y vos questions, au fil des jours. Il peut sembler fastidieux de tenir un carnet
de bord, lorsqu'on a déjà tellement de choses à faire, mais cet
outil permet de voir émerger une certaine routine, de constater
les préférences de bébé ainsi que les progrès accomplis, aussi
petits soient-ils. De plus, vos notes s'avéreront utiles lorsque vous
rencontrerez l'infirmière pour la pesée, le néonatologiste pour
le suivi neurodéveloppemental de votre enfant ou encore son
pédiatre. Cependant, n'en faites pas une obsession. Vous n'avez
pas trouvé le temps d'écrire cette semaine ? Aucun problème.

Ce stade-ci constitue encore, pour plusieurs, une étape de
« survie », mais il faut continuer à ne pas accumuler trop de
fatigue. Lorsque bébé séjournait à l'hôpital, il était possible de
récupérer partiellement, du moins la nuit. À partir du moment
où il arrive à la maison, cela est loin d'être facile. De plus, si vous
allaitez votre bébé, il se peut qu'au début, il boive aux deux
heures. Fixez-vous des priorités : en premier lieu votre enfant, en
deuxième lieu votre propre récupération. Écoutez votre corps et
reposez-vous dès que votre bébé dort durant la journée. N'hésitez

pas à vous mettre au lit et à fermer les rideaux, même s'il n'est que 9 h 30 du matin. Et tant pis pour le linge sale et la vaisselle qui s'accumulent! Même si votre tout-petit se réveille au bout de 17 minutes, ce sera déjà cela de pris. Et rassurez-vous : vous n'avez pas perdu la maîtrise de votre temps à tout jamais. Au fil des semaines et des mois, vous retrouverez un rythme et une organisation.

La maman d'un petit garçon né à 32 semaines et dont l'aîné avait deux ans se disait qu'elle était un pilier et que si elle craquait, tout s'effondrerait. Elle a donc veillé à ne jamais accumuler ni impatience ni épuisement, et elle ne s'est jamais sentie gênée de demander de l'aide quand elle n'en pouvait plus.

ET LES VISITES?

Donnez-vous le temps de vous adapter au retour à la maison et de vous sentir prêt avant d'accueillir des visiteurs. Le plus important n'est pas de faire plaisir à vos proches, mais de donner la priorité aux besoins du bébé et aux vôtres. À cet égard, les visites brèves, planifiées selon votre convenance à vous, sont souvent les plus appréciées parce qu'elles bousculent moins que les autres le nouveau rythme de vie en train de s'établir ou les journées déjà suffisamment imprévisibles. N'hésitez pas à demander d'office aux gens qui veulent enfin venir voir votre bébé d'apporter un ou deux plats ou de vous donner un coup de main. Permettez-vous de décommander la visite prévue le jour même, par exemple si la nuit a été éprouvante et que vous vous sentez vraiment trop fatiguée. Donc, pas de culpabilité si, pour tenter de calmer bébé ou de lui donner à boire, vous n'avez pas réussi à passer autant de temps que vous auriez souhaité avec les visiteurs. Ils viennent, d'accord, mais qu'ils ne s'attendent à ne pas être « reçus » comme d'habitude. Le mieux est de prévenir, pour ne pas créer de déceptions.

En présence de la visite, un papa continuait à plier du linge ou à cuisiner tout en discutant.

Continuez, comme à l'hôpital, à prendre un jour à la fois. Vous allez connaître de bonnes et de moins bonnes journées. Il en est de même pour les nuits : si vous passez une nuit éprouvante, ne vous découragez pas. Il se peut que la suivante se déroule mieux.

Faites appel à votre bon sens et faites-vous confiance. Dites-vous que vous faites de votre mieux. Et au besoin, n'hésitez pas, encore une fois, à demander de l'aide. La situation que vous vivez est particulière. Ramener un nouveau-né à terme et en bonne santé exige déjà une fameuse adaptation. Or, pour vous, le niveau de stress est parfois décuplé par rapport à ce que vivent les parents d'un bébé « standard ».

Vous chantiez pour votre bébé avant sa naissance ? Vous lui chantonniez les mêmes berceuses à l'hôpital ? Quand il se trouve dans un état d'éveil calme, chantez pour vous et pour lui… si ça vous chante ! Car le chant a un effet positif instantané sur les fonctions physiologiques, notamment celui de calmer son rythme cardiaque et de s'apaiser émotionnellement. Or, c'est vraiment ce dont vous avez besoin en cette période d'adaptation.

Vous vous sentez démunie ? Si votre bébé supporte deux stimulations en même temps, bercez-le en chantant. Ainsi, vous vous dorlotez, vous vous apprivoisez mutuellement et vous vous faites du bien à tous les deux, car vos berceuses apaisent également bébé et le sécurisent. Vous n'êtes pas très douée en chant, votre répertoire est limité ? Peut importe ! Ce qui compte, c'est d'avoir envie de chanter ou de fredonner une mélodie, de le faire tout doucement, de vous en servir pour communiquer votre amour à votre bébé et d'être attentif à ses signaux de bien-être et de fatigue. Vous pouvez aussi improviser des chansons tendres et personnalisées pour votre petit trésor.

Lorsque les parents constatent, au bout de quelques jours, que leur enfant continue à boire et à prendre du poids, leur anxiété diminue de beaucoup. Rassurés, ils ont l'impression, même si la situation est exigeante, qu'ils vont s'en sortir. Une bonne collaboration dans le couple et un soutien affectif et pratique de la part de l'entourage aident à l'adaptation. La transition se fait même parfois plus facilement que ce que les parents avaient cru et, pour eux, tout rentre lentement dans l'ordre. Lorsque bébé regarde, écoute, commence à sourire ou à offrir à ses parents ses premières vocalises, ceux-ci se sentent gratifiés dans leur rôle.

Encouragez-vous. Dites-vous que normalement vers quatre semaines (d'âge corrigé dans le cas de votre bébé), le rythme jour-nuit commence à s'installer et que pour la plupart des nourrissons, vers trois mois (encore une fois d'âge corrigé) les coliques sont déjà de l'histoire ancienne.

D'autres parents, par contre, ne s'attendaient pas à ce que le retour à la maison soit si ardu. Les nuits sont difficiles. Quant aux jours, ce n'est guère mieux. Les pleurs sont intenses et le bébé semble parfois inconsolable. L'enfant est imprévisible et facilement irritable. Parfois, il n'y a aucune communication visuelle avec lui et il ne sourit pas (il est à noter que certains bébés nés à terme ne sourient pas avant l'âge de deux ou trois mois). L'heure du boire est souvent très pénible, bébé refusant carrément le lait ou s'endormant continuellement. Plusieurs bébés prématurés présentent en effet des troubles de l'alimentation (voir *Boire et manger, tout un apprentissage*, en page 153). Pour un parent, il est extrêmement difficile de forcer son bébé à boire, et pourtant, il n'a pas le choix. Si c'est votre cas, téléphonez à l'unité néonatale ou à la clinique de suivi néonatal et demandez conseil. Si vous vous sentez complètement dépassés, demandez de l'aide à votre entourage ou à un organisme qui soutient les familles. Organisez-vous pour obtenir occasionnellement l'aide d'une personne de confiance afin de prendre quelque répit et de récupérer un peu de sommeil. Bien sûr, l'idéal consiste à ne jamais se rendre au bout du rouleau.

Une période d'adaptation pour le bébé

L'arrivée à la maison constitue un changement de taille et, par conséquent, une source de stress, pour les parents comme pour le bébé. Cependant, ce dernier y gagne : il passe d'un environnement où de multiples intervenants s'occupaient de lui à un nouveau monde où vous prenez soin de lui à temps plein. À la maison, vous pouvez bénéficier de l'intimité qui vous a tant manqué à l'hôpital. De plus, bébé quitte un univers relativement bruyant et lumineux pour un endroit paisible, où il fait noir du soir au matin et où il est plus facile d'apprendre à distinguer le jour de la nuit. Comme tout enfant né à terme, le vôtre — qui approche maintenant de son terme ou qui vient de passer ce cap — a besoin de calme (quand il ne pleure pas !) et de repos. Vous avez aussi, tous deux, besoin de moments peau à peau, de vous bercer ensemble. Votre petit trésor était habitué à être porté en kangourou ? Vous l'aiderez à s'adapter à la vie à la maison en continuant à vous gâter ainsi. Il y a même de bonnes chances pour que la poursuite de la méthode kangourou vous aide, vous aussi, à vivre cette étape. De même, si vous massiez votre bébé dans son petit lit, à l'hôpital, et que cela lui faisait du bien, essayez de continuer à le faire chaque jour, à la même heure. Ce sont des balises rassurantes pour lui comme pour vous.

Les soins que vous dispensez à votre bébé deviennent des occasions de continuer à mieux vous connaître et à vous apprivoiser mutuellement dans ce nouvel environnement et à faire passer de l'amour entre vous.

Dès le retour à la maison avec sa fille née à 26 semaines, une maman a instauré une belle routine appréciée par toutes les deux et qui a duré plus de deux ans: prendre son bain avec elle, chaque soir.

Souvent, la proximité physique avec son bébé, dans «l'ici-et-le-maintenant», fait baisser le niveau de stress, augmente les sentiments d'amour et de compétence.

Lorsque votre bébé supporte deux stimulations en même temps, racontez-lui ce que vous faites lorsque vous le changez de couche ou que vous l'habillez. L'arrivée à la maison a occasionné bien des changements pour bébé, mais il est rassuré de reconnaître votre voix, qu'il connaît déjà. Encore un cordon ombilical affectif qui facilite la transition hôpital-maison.

CHAPITRE 9

Le développement de l'enfant

Que le bébé soit né à 32, à 28 ou à 24 semaines de grossesse, ses parents se questionnent sur son développement futur.
Ils sont conscients qu'il va présenter un retard dans ses acquisi-
tions durant les premiers mois de sa vie. Cependant, le rattra-
pera-t-il un jour ? Si oui, quand tout va-t-il rentrer dans l'ordre ?
À quoi doit-on être attentif ? Faut-il s'attendre à ce que l'enfant
manifeste des troubles de développement ? De quelle façon peut-
on le stimuler adéquatement ?

Même si la plupart des bébés prématurés ont un quotient
intellectuel dans la moyenne, leur développement peut présenter
des retards ou des différences qualitatives par rapport à celui du
bébé à terme, dans certaines sphères de leur développement. Bien
entendu, il n'existe pas de portrait unique de l'enfant prématuré.
Certains éprouvent des difficultés plus marquées dans certaines
sphères que dans d'autres. Il est donc important de stimuler
l'enfant de façon précoce pour qu'il développe des habiletés et
qu'il en vienne à suivre, au plus près, le niveau de jeux, de langage
et d'autonomie des enfants de son âge.

Points de repère

Plusieurs parents d'enfants prématurés n'aiment pas comparer
le développement de leur enfant à celui des autres. Cela les énerve
d'entendre une maman, au parc, se vanter du fait que son enfant
à elle a commencé à marcher à 10 mois. Ou encore de se faire
dire que, si leur bambin ne marche toujours pas ou éprouve des
difficultés à manger, c'est assurément parce qu'il est trop couvé.
C'est compréhensible ! Ils sont le papa et la maman de cet enfant-
là qui est unique. Même lorsqu'un bébé est né à terme et en
bonne santé, son développement diffère parfois beaucoup de
celui de son frère ou de sa sœur. L'âge d'un apprentissage varie
grandement d'un enfant à l'autre, que ce soit pour s'asseoir,
marcher, dire ses premiers mots, attraper un ballon ou utiliser
une paire de ciseaux. En outre, il existe un laps de temps plus ou
moins long entre le début d'un nouvel apprentissage et le
moment où l'enfant maîtrise cette habileté.

Cependant, même si on souhaite se centrer sur son enfant et qu'on évite de regarder le petit voisin du même âge qui commence déjà, lui, à marcher à quatre pattes, il est important d'avoir des points de repère quant au développement normal de l'enfant. Non pas pour se décourager, mais pour connaître les différents stades du développement, identifier où se situe son enfant dans son processus d'apprentissage, savoir quelles sont les prochaines étapes et quelles habiletés stimuler pour maximiser son évolution.

■ L'ÂGE CORRIGÉ : UNE NOTION IMPORTANTE

Lorsqu'un bébé est prématuré, on corrige son âge jusqu'à 2 ans. Disons, par exemple, que votre bébé qui est né à 26 semaines a maintenant 4 mois. On calcule le nombre de semaines manquantes entre le terme (40 semaines) et l'âge où bébé est né (26 semaines). La différence, c'est-à-dire 14 semaines, sera soustraite de son âge réel. Cela signifie que votre bébé né il y a 4 mois a en fait un âge corrigé d'un mois et demi, ce qui correspond à son stade réel de développement.

N'oubliez donc pas d'utiliser l'âge corrigé de votre enfant, notamment lorsque vous vous référez à des tableaux sur les séquences normales du développement. Il vous permettra de voir où il se situe vraiment.

Les séquences normales du développement moteur

1 mois

- Bébé démontre de la joie ou du mécontentement en battant des jambes et des bras.
- Il tourne la tête vers votre visage et votre voix, vers la lumière ou un objet intéressant.
- Ses poings sont le plus souvent fermés.

2 mois

- Éveillé, bébé décolle son nez du matelas lorsqu'on le couche sur le ventre. À noter : si les pédiatres prescrivent le dodo sur le dos, la position sur le ventre est parfaitement indiquée pour les périodes d'éveil et pour le jeu (voir en page 139).
- Il ouvre et ferme ses mains de façon involontaire.

3 mois

- Couché sur le ventre ou sur le dos, bébé regarde les objets placés en face de lui.

- Il garde la tête droite lorsqu'on le tient.
- Il porte ses doigts à sa bouche.
- Il retient quelques instants un objet placé dans sa main.
- Il sourit si on lui parle ou lui sourit.

4 mois

- Couché sur le ventre, bébé se soulève sur ses coudes et redresse bien sa tête.
- Il se roule accidentellement sur les côtés.
- Il joue avec ses doigts.
- Il porte un hochet à sa bouche.
- Il découvre son corps en portant ses mains à ses genoux.
- Il commence à toucher des objets de façon délibérée.
- Il rit aux éclats lorsqu'on joue avec lui.

5 mois

- Sur le dos, bébé joue avec ses pieds et les porte à sa bouche.
- Sur le dos, il lève les fesses en s'appuyant sur ses pieds (il fait le pont).
- Il fait des mouvements de nage à plat ventre.
- Du dos, il se roule sur le ventre.
- Il explore les objets avec ses doigts.
- Il commence à transférer l'objet d'une main à l'autre.

6-7 mois

- Bébé se tourne autant sur le ventre que sur le dos.
- Il se déplace en roulant.
- Il se tient assis seul en s'appuyant sur ses bras devant lui.
- Il se soulève sur ses mains lorsqu'il est sur le ventre.
- Il pivote sur le ventre.
- Il transfère un jouet d'une main à l'autre.
- Il tient un objet dans chaque main et les agite.
- Il les frappe l'un contre l'autre.

8 mois

- Bébé se tient assis seul sans appui, le dos droit.
- Assis, il se retourne à plat ventre.
- Lorsqu'il se trouve à plat ventre sur une surface qui glisse bien, il pousse sur ses mains pour reculer.
- Il commence à ramper en avançant.
- Il va chercher les jouets autour de lui.
- Il utilise les deux mains pour jouer.
- Il saisit un objet, le regarde et l'explore.

- Il saisit un petit objet entre le pouce et les quatre autres doigts.
- Il commence à jouer à « Je lance un objet et tu le ramasses ».
- Il tend les bras pour qu'on le prenne.

9-10 mois
- Il se déplace à quatre pattes.
- Il commence à se lever en se tenant aux meubles.
- Il tient seul son biberon.
- Il pointe avec l'index pour explorer les objets.
- Il saisit de petits objets entre le pouce et l'index.
- Il commence à manger des petites céréales et des petits morceaux de nourriture tendre.
- Il commence à vider les contenants.

11-12 mois
- Bébé se déplace debout en se tenant aux meubles.
- Il retourne au sol en pliant les genoux.
- Il marche si on le tient par la main de face ou de côté.
- Il marche en poussant une chaise.
- Il se tient debout seul.
- Il commence à mettre un objet dans un contenant à grande ouverture.
- Il commence à tenir la cuillère et à la porter à sa bouche.
- Il commence à enfiler de gros anneaux sur une tige.

13-15 mois
- Debout, bébé ramasse des objets par terre, d'abord avec appui et ensuite sans appui.
- Il commence à marcher seul.
- En manipulant des objets de formes et de tailles variées, il adapte sa préhension à l'objet.
- Il commence à empiler des objets et des blocs.

16-18 mois
- L'équilibre de bébé augmente lorsqu'il est debout ; il tombe rarement.
- Sa marche rapide est encore chancelante.
- Il s'aventure dans les escaliers à quatre pattes (sous surveillance).
- Il grimpe sur les sofas ou sur les chaises.
- Il commence à orienter des objets pour les encastrer dans des fentes ou d'autres ouvertures.

- Il commence à utiliser ses deux mains ensemble, par exemple une main qui tient le pot de yogourt et l'autre qui met la cuillère dedans.

19-24 mois

- Bébé joue accroupi et se redresse aisément, sans appui.
- Il monte et descend les escaliers debout avec appui (main ou rampe).
- Il commence à gribouiller des dessins.
- Il aime encastrer les objets.
- Il commence des jeux d'imitation : l'enfant donne à manger à nounours.

De 2 ans à 3 ans

- L'enfant court.
- Il commence à sauter sur place les deux pieds ensemble.
- Il s'active en transportant, en poussant ou en tirant des objets.
- Il réussit des encastrements de quelques morceaux.
- Il empile plusieurs cubes pour construire une tour.
- Il fait des activités complexes avec ses deux mains, comme dévisser ou enfiler des grosses perles.
- Il mange seul.
- Il commence à retirer seul ses vêtements.

De 3 ans à 4 ans

- L'enfant lance et attrape un ballon, quand on est près de lui.
- Il saute les deux pieds ensemble par-dessus une ligne sur le trottoir ou en bas de la dernière marche.
- Il commence à alterner les pieds en montant ou en descendant les escaliers.
- Il commence à pédaler sur un tricycle.
- Il est capable de visser.
- Il attache les gros boutons du pyjama de son nounours.
- Il imite des traits, des cercles.
- Il commence à dessiner des personnages.
- Il utilise des ciseaux pour faire des entailles et, plus tard, pour couper du papier.
- Il fait des casse-tête de quelques pièces.
- Il se déshabille seul et commence à s'habiller seul.

De 4 ans à 5 ans

- L'enfant peut attraper et lancer une balle.
- Il saute à la marelle.

- Il marche en équilibre sur un petit muret.
- Il devient habile pour grimper dans les modules de jeux, au parc.
- Il commence à se balancer seul.
- Il pédale sur une bicyclette avec petites roues de soutien.
- Il tient bien son crayon et dessine spontanément.
- Il dessine des personnages complets.
- Il fait de petits bricolages (découpage, collage, etc.).
- Il fait des jeux de constructions complexes, avec des petites pièces.
- Il s'habille seul, bien qu'il ait encore besoin d'aide pour les attaches.

Attention aux asymétries

Pendant les deux premiers mois de sa vie, il est normal qu'un bébé — même à terme — ait une posture asymétrique. Vers l'âge de 3 mois, il peut davantage ramener sa tête et ses mains au centre du corps. Le bébé prématuré peut conserver plus longtemps une position asymétrique à cause d'un manque de tonus musculaire ou, au contraire, d'une hypertonicité qui l'empêche de contrôler sa tête et ses bras.

Il est important de bien positionner bébé dans une posture symétrique, à la fois pour prévenir la plagiocéphalie positionnelle et le torticolis (voir en page 141), ainsi que pour favoriser la découverte de ses mains et les mouvements de celles-ci vers les objets. Cela lui permettra une grande variété d'expériences, par exemple :

- jouer avec ses doigts ;
- tirer son pyjama ;
- frapper un mobile ;
- toucher votre visage et agripper vos cheveux ;
- porter son poing à sa bouche ;
- saisir un hochet, le porter à sa bouche, le relâcher ;
- frapper deux objets ensemble.

Quand bébé est éveillé, il est important de varier d'une part ses positions (dans son lit ou par terre, quand on le transporte ou encore à l'heure du boire) et d'autre part l'emplacement des sources de stimulation (présentation du visage ou du hochet, source de lumière, mobile) pour encourager les mouvements de la tête d'un côté comme de l'autre.

Plus tard, chez certains enfants, on peut observer des asymétries dans la façon dont ils bougent. Par exemple : l'enfant qui tourne ou pivote toujours du même côté, qui se met toujours debout en s'appuyant sur la même jambe ou encore qui manipule toujours les objets avec la même main. Il est important de stimuler l'enfant pour qu'il bouge des deux côtés du corps et qu'il utilise ses deux mains. Si, malgré tout, une asymétrie semble persister, il est bon de consulter en physiothérapie.

Une question de modulation, encore et toujours

Dans le chapitre *Objectif maison* (voir en page 129), nous avons vu que le bébé prématuré est souvent démuni au point de vue de la modulation, ce qui l'amène notamment à beaucoup pleurer et à peu dormir. Chez certains, cette capacité de modulation reste longtemps fragile. Cela continue à se traduire par des réactions exagérées, en intensité comme en durée, par de grosses colères et une difficulté à s'adapter aux changements.

Cependant, il est essentiel d'acquérir cette auto-régulation. En effet, au fur et à mesure que l'enfant grandit, cela l'amène :

- à être plus attentif, à suivre davantage les consignes et à attendre son tour ;
- à faire des mouvements de plus en plus intentionnels et mieux organisés ;
- à développer une meilleure coordination ;
- à manipuler les objets de façon adéquate ;
- à comprendre la finalité des activités ;
- à trouver l'équilibre entre la vitesse d'exécution et la précision du mouvement ;
- à ne plus seulement procéder par essais et erreurs, mais à apprendre à utiliser les bonnes stratégies et à se corriger ;
- à prendre progressivement conscience des notions de danger, à regarder où il met les pieds, etc. ;
- à développer des habiletés par le jeu et à apprendre ;
- à mieux interagir avec les autres ;
- à réagir moins fortement devant une contrariété et à trouver d'autres moyens de se satisfaire ;
- à s'intéresser à des activités de plus en plus complexes.

Pour aider votre enfant à s'auto-réguler, continuez à appliquer les stratégies gagnantes qui se trouvent en page 144. Par ailleurs, avec votre enfant qui grandit, vous pouvez consulter les idées de *Apprendre à apprendre*, en page 173. En effet, tout se tient : modulation, organisation, attention…

■ CONTINUER À TENIR LE COUP

Vous prenez soin de votre enfant. Il a besoin de votre disponibilité, de votre patience, de vos encouragements et de votre imagination pour trouver des trucs qui vont l'aider. Or, quand on fatigué, on est impatient. À ce stade-ci, vous continuez à avoir besoin de personnes sur qui compter et qui vont bien vous entourer, vous épauler, vous écouter sans vous juger, vous comprendre et vous permettre de vous reposer et de récupérer quelque peu. En avion, les consignes de sécurité recommandent aux parents, en cas de problème de pression, d'enfiler d'abord leur masque à oxygène avant de mettre celui de leur enfant. Il en est de même avec l'enfant prématuré : pour être en mesure de l'aider, vous devez être en forme ou, du moins, ne pas être trop épuisé.

Le fait que les difficultés de modulation perdurent parfois alors que l'enfant grandit explique que certains soient très excitables et d'autres peu réactifs.

Un enfant hyperréactif

On a tous des particularités sensorielles. Cependant, il convient d'y porter attention lorsqu'on s'aperçoit que ces hyperréactivités ou hyporéactivités nuisent au fonctionnement de l'enfant. Certains n'aiment pas se faire prendre, se faire laver les cheveux ou couper les ongles. Ils ne tolèrent pas de marcher pieds nus, ils sont dérangés lorsqu'ils portent un chandail à manches courtes, sont dégoûtés de toucher à de la pâte à modeler, hurlent quand ils se retrouvent dans le gazon ou dans le sable, sont mal à l'aise lorsqu'ils ont les mains sales pendant le repas, etc.

Ces enfants hypersensibles ont besoin de recevoir des stimulations tactiles graduées pour être désensibilisés afin de ne plus percevoir le monde comme menaçant. Cela les aidera à discriminer ce qui est important de ce qui est accessoire pour pouvoir mieux se concentrer sur la tâche à accomplir. Cette hyperréactivité devant les stimulations peut nuire autant à la sphère auditive, visuelle, vestibulaire, gustative et olfactive que tactile.

D'autres enfants, au contraire, réclament toujours les bras de leurs parents, refusent de rester seuls et ont continuellement besoin de se faire bouger. En grandissant, ils sont toujours en mouvement et ne semblent pas capables d'arrêter ni de fixer leur attention sur quoi que ce soit. Cette agitation fait un lien avec l'attention et la désorganisation motrice. Par exemple, l'enfant est capable de sauter, mais comme il ne calcule pas son élan, il tombe. S'il trace une ligne, il va tellement vite qu'il déborde du papier et poursuit sur la table. Lorsqu'il commence à découper du papier, il pousse tellement les ciseaux que le papier se déchire… Quand on lui demande de prendre un crayon, il sort les 12 crayons de la boîte. Il ne s'agit pas seulement d'une question de précision, mais d'un débordement d'énergie. On dirait que l'enfant n'est pas capable de freiner, de regarder ce qu'il fait, de penser à s'appliquer.

Cependant, il se rend compte que lorsqu'il fonce, tête baissée, il n'est pas très productif. Il a besoin d'être encadré. À nous de lui démontrer qu'il possède de belles habiletés et de l'aider à les développer par petites étapes en lui faisant vivre des réussites. Il apprendra ainsi à s'organiser dans ses tâches.

Il convient aussi de respecter la sensorialité de l'enfant. Il a besoin de bouger, de courir ? Il s'agit de répondre à son besoin de se dépenser physiquement, tout en l'aidant à s'organiser. Par exemple : on court jusqu'à l'arbre et on chronomètre la course. Ou encore, on décide du parcours. On canalise son besoin de sauter en organisant une course à obstacles. On grimpe ensemble dans la forêt, jusqu'en haut de la pente ! On danse ensemble sur de la musique entraînante. Par la suite, l'enfant se montrera plus calme et disponible pour accomplir des activités exigeant de la concentration.

Un enfant hyporéactif

L'enfant qui a une sensibilité moindre dans les mains éprouve souvent de la difficulté à manipuler les objets, à tenir un crayon, à utiliser des ciseaux, etc. On a avantage à l'encourager à avoir des stimulations tactiles, comme se frotter les mains, jouer avec de la pâte à modeler, du sable, des balles texturées ou des blocs qui s'encastrent, marcher à quatre pattes, faire la brouette en appui sur les mains, etc.

En effet, l'enfant hyporéactif a besoin d'une plus grande dose de stimulations pour réagir, qu'elles soient visuelles, auditives, tactiles, vestibulaires , proprioceptives, gustatives ou olfactives.

Par exemple :

- on ouvre la fenêtre pour respirer de l'air frais ;
- on boit un verre d'eau froide ;

- on mange des céréales croquantes ;
- on joue avec des jouets très colorés ;
- on met de la musique rythmée et on marche fort comme des soldats ;
- on saute ;
- on roule ;
- on bouge les bras comme des oiseaux ;
- on pousse des objets lourds pour sentir où l'on se situe dans l'espace ;
- on touche des textures variées (sable, pâte à modeler, riz, etc.).

Cela rend l'enfant plus alerte pour développer de nouvelles habiletés, comme manipuler des objets, bien tenir son crayon, faire des jeux de ballon, discriminer ce qui est pareil et diffé-rent.

Arriver à s'organiser, un défi à relever

Avec le temps, l'enfant développe des habiletés. L'âge de 18 mois corrigé correspond souvent à une période de « lune de miel ». En effet, l'enfant qui affichait simplement un délai dans ses acquisi-tions commence à marcher, à manipuler des objets dans un jeu constructif et à dire ses premiers mots. S'il avait présenté des problèmes d'alimentation, ils sont généralement rentrés dans l'ordre. On se réjouit de cette belle étape ! Cependant, il convient de rester vigilant quant au développement de l'enfant, car tout n'est pas nécessairement réglé.

Oui, ma fille commence à parler, mais il faut continuer à s'as-surer qu'elle comprend bien ce qu'on lui dit et la façon dont elle s'exprime. Oui, mon fils commence à manipuler des objets, mais il s'agit de vérifier s'il parvient à s'organiser dans les différentes tâches et s'il développe des habiletés de plus en plus complexes.

On peut s'attendre à ce que l'enfant prématuré prenne plus de temps que l'enfant à terme pour arriver à maîtriser une habi-leté, que la durée d'exécution soit plus longue, qu'il y ait un manque d'autocorrection et une qualité d'exécution moindre. Il arrive que le manque de coordination des gestes et le manque de stratégie amènent l'enfant à poser des actions moins efficaces pour atteindre son but.

En voici quelques exemples.

- Le jeune enfant change fréquemment de direction sans prendre le temps d'aller vers un jouet en particulier et de l'explorer, cela pouvant lui occasionner des chutes. C'est aussi le cas de l'enfant qui calcule mal son mouvement pour enjamber un obstacle ou encore pour monter ou descendre les escaliers.
- L'enfant qui a grimpé en haut de la glissoire ne sait plus comment se retourner pour glisser, même s'il a déjà expérimenté cette activité à plusieurs reprises.
- L'enfant est capable de faire des activités, à condition que l'adulte le guide pas à pas pour l'aider à s'organiser. Afin qu'il puisse enfiler des perles, il faut lui rappeler de changer de main, de tirer le fil de l'autre côté, etc. Pour un jeu d'encastrement, l'adulte doit lui passer les pièces une à une et lui indiquer les points de repère. Il faut toujours lui remémorer dans quel sens tourner, pour fermer le robinet, comment placer ses mains pour attraper un ballon, comment tenir son crayon, etc. Il faut lui faire une démonstration pour qu'il arrive à imiter un dessin ou une construction de blocs.
- Un enfant connaît la différence entre grand et petit, mais peut éprouver des difficultés à placer les objets par ordre de grandeur si on ne lui demande pas, à chaque fois, « lequel est le plus grand ? »

Apprendre à apprendre

Votre enfant a-t-il tendance à se frustrer ou à abandonner dès qu'il éprouve une difficulté ? Évite-t-il certaines tâches pour lesquelles il se sent moins habile ? Même s'il n'est pas attiré par le ballon, par les blocs de construction ou le dessin, cela ne veut pas dire qu'il n'a pas besoin de ce type d'activité. Lorsqu'il perçoit un jeu comme étant trop difficile, qu'il prévoit que cela lui demandera trop d'effort ou qu'il pressent un échec, il peut réagir de différentes façons :

- il évite certaines activités, refuse de faire le jeu ;
- il camoufle ses difficultés en faisant le clown ;
- il s'énerve, déchire le papier, renverse le bricolage, lance le ballon trop fort.

Évidemment, ces réactions limitent l'enfant dans l'acquisition de nouvelles habiletés et connaissances. Comment, dès lors, lui donner envie d'essayer et le soutenir dans ses apprentissages ? Il s'agit en premier lieu de capter son intérêt, afin qu'il démontre la motivation nécessaire pour s'engager dans une activité. Celle-ci doit donc être accrocheuse et lui procurer du plaisir. De plus, il convient qu'elle soit de courte durée, au début, afin que l'enfant puisse rapidement être récompensé par le résultat final. Ensuite, pour qu'une activité soit efficace, il faut continuer à être attentif, comprendre la tâche, en saisir les différentes séquences, s'organiser pour la réaliser, la terminer et vérifier si on ne s'est pas trompé (auto-correction). Votre enfant aura peut-être besoin d'être encadré un peu plus longtemps, mais il y arrivera, lui aussi !

- Graduez le degré de difficulté des activités. Autrement dit, proposez-lui au besoin des variantes plus simples, à son niveau, qui lui procureront plaisir et fierté de réussir.
- Offrez-lui des défis à sa mesure pour l'aider à progresser. Avec ses blocs, par exemple, il a déjà appris à construire une tour. Vous lui demandez de construire un train. S'il ne parvient pas à s'organiser, donnez-lui un modèle en construisant le train devant lui.
- Si une tâche est un peu trop ardue pour qu'il la réalise tout seul du début à la fin, découpez-la en séquences et demandez à votre enfant de participer à l'activité, plutôt que de la faire seule d'emblée. Encadrez-le afin qu'il réussisse une des étapes et faites le reste ensemble. Par exemple : ce n'est peut-être pas du jour au lendemain que votre enfant se déshabillera seul. Pensez à lui faire porter des vêtements amples et des pantalons à élastique. Baissez son pantalon en bas des hanches. Demandez-lui de s'asseoir par terre et de tirer. Montrez-lui au besoin comment faire. En l'aidant à s'organiser dans une activité et à en réussir une séquence, puis deux, puis trois... vous lui apprenez progressivement à être capable de la faire seul. N'oubliez pas de souligner chaque étape qu'il est en mesure d'accomplir. Et le jour où il est capable d'enlever son pantalon comme un grand, félicitez-le et encouragez-le, désormais, à généraliser son acquisition en ôtant lui-même son pantalon de pyjama, son pantalon de neige, son pantalon de jogging... C'est maintenant le temps de lui montrer comment ôter son chandail. L'étape suivante consistera à apprendre à s'habiller. Jouer à se déguiser transforme l'activité en jeu !
- Plus il comprend la finalité de la tâche, plus son temps d'attention sera long.
- Au fil du temps, on augmentera progressivement la durée du jeu, qu'il s'agisse d'un seul jeu ou d'une succession d'activités de courte durée, par exemple découpage, collage, ajout de dessins. On peut aussi augmenter son temps d'attention en

lui demandant de vous aider à préparer le matériel nécessaire, au début, pour qu'il apprenne à s'organiser, et de vous aider aussi à ranger le matériel à la fin de l'activité.

- Si le temps d'attention de l'enfant est court, on peut, pendant 15 minutes par exemple, faire trois petites activités différentes. Progressivement, on en fera deux puis une, durant le même laps de temps. Un jour, votre enfant restera concentré pendant une demi-heure sur un jeu qui le passionnera!

- Encouragez votre enfant! Il doit vivre des réussites. Soulignez chaque petit progrès et exposez ses dessins et bricolages. Ainsi, il réalisera que vous êtes fier de lui et qu'il peut être un champion, lui aussi. Son estime de soi en sera grandie!

- Ne décidez pas toujours à sa place, mais intéressez-vous aussi à ce qui l'intéresse. Lui donner l'occasion de maîtriser la situation le motive, lui apprend à s'organiser, stimule sa créativité et développe son autonomie. Il est évident que le but ultime consiste à se débrouiller et à s'organiser seul, sans avoir toujours papa ou maman à ses côtés pour le guider dans toutes les étapes.

Avec un bon encadrement, du temps et de la patience, l'enfant parviendra à apprendre beaucoup de choses. La finalité d'une activité (sauter, dessiner un carré, etc.) ne s'arrête pas là; il utilisera ces habiletés motrices pour d'autres jeux et dans différentes sphères de sa vie quotidienne, comme l'alimentation, la toilette ou l'habillage. Ainsi, il consolidera ses acquis. Ces nouvelles habiletés lui serviront de tremplin pour accéder à des tâches plus complexes, notamment à l'école.

On vise à maximiser le potentiel de l'enfant. C'est formidable! Mais personne n'est capable de fonctionner tout le temps à 100 % de ses capacités; personne n'est un champion «non-stop» de 7 heures du matin à 8 heures du soir, 365 jours par année! L'enfant a besoin de ne pas toujours faire des exploits, mais aussi, régulièrement, de jouer simplement pour le plaisir ou encore de se détendre. Il a parfois envie qu'on fasse à sa place telle activité qu'il commençait pourtant à maîtriser. Ou alors qu'on fasse le jeu ensemble. Bref, tout comme vous, il a besoin de périodes de repos insouciantes durant lesquelles on laisse tomber les objectifs pédagogiques et on partage simplement du bon temps. Ce plaisir gratuit, ce bien-être, cette relation étroite qu'il tisse avec vous consolident l'attachement qui grandit entre vous deux, renforcent son estime de soi, sa confiance dans le monde extérieur, lui donnent le goût de vivre, de découvrir, développent son éveil et ses intérêts... Quel beau tremplin pour tout ce qu'il devra apprendre dans le futur!

Jouer pour le plaisir et pour grandir

Pour aider votre enfant à se développer et à acquérir de nouvelles compétences, ayez toujours les mots « jeu » et « plaisir » en tête. Faites appel à votre imagination! Lorsque vous proposez à votre enfant de marcher sur un muret, ne lui parlez pas d'équilibre à travailler, mais racontez-lui plutôt qu'il est sur un pont en train de traverser une rivière infestée de crocodiles. Voilà une bonne façon de susciter son intérêt et de le motiver à faire attention de ne pas tomber! Des pailles coupées, à insérer dans une épaisse galette de pâte à modeler, deviennent les chandelles d'un gâteau. « Plus que trois chandelles à piquer dans le gâteau et on chantera *Bonne fête Nounours.* »

Pas besoin de dépenser une fortune en jouets éducatifs! La maison est pleine d'objets qui ne demandent qu'à se transformer en jouets.

- Votre panier à linge se métamorphose en autobus. Votre enfant, une fois assis dedans, éprouvera bien du plaisir lorsque vous le tirerez ou le pousserez. Cela favorise son équilibre en position assise. Il apprendra à l'enjamber pour en sortir prudemment ou pour y rentrer à nouveau. Il prendra plaisir à remplir l'autobus de peluches et à le pousser lui-même.
- Mettez à la disposition de votre enfant une série de contenants en plastique (de crème glacée, de yogourt, de miel, etc.) vides, de formes et de couleurs différentes. Il pourra placer des objets dans un contenant, fermer celui-ci, le rouvrir et transvider son contenu dans un autre récipient.
- Empiler des contenants ou des rouleaux de papier hygiénique stimule sa motricité fine, mais aussi sa perception des objets dans l'espace. Et boum! Quelle joie de faire tomber la tour!
- Les contenants peuvent servir au jeu des poupées gigognes. On ouvre le pot et... oh! on y trouve un pot plus petit... et ainsi de suite.
- Coupez une ou des fentes dans le couvercle de contenants. Votre enfant apprendra à y introduire des jetons.
- Les contenants et petites bouteilles en plastique connaîtront aussi beaucoup de succès dans la baignoire. L'enfant développe sa coordination en transvasant de l'eau d'un récipient dans l'autre, en vissant et en dévissant les couvercles. Percez le fond

d'un contenant de petits trous : en le soulevant, votre enfant s'émerveillera de le voir se transformer en douche.

- Avec des contenants de diamètres différents, l'enfant s'amuse à développer des notions de grandeur en retrouvant le couvercle correspondant à chaque contenant.

- En écrasant une éponge, votre enfant fera couler l'eau qu'elle contient dans la baignoire ou dans une tasse en plastique.

- Quand vous cuisinez, l'enfant peut vous aider à brasser un mélange. Par la suite, le petit inventera des jeux où il préparera des gâteaux imaginaires.

- Des bobines de fil vides ou de grosses nouilles, enfilées sur une corde, se transforment en colliers, en wagons de train ou en chenilles à tirer.

- Des bouteilles en plastique remplies de riz et fermées hermétiquement deviennent des maracas. Des casseroles se transforment en tambours ou en tam-tam.

- Pour encourager votre enfant à tracer des lignes horizontales et verticales, pourquoi pas un pinceau et un seau d'eau ? Demandez-lui de « peindre » les barreaux de la véranda, par exemple. Pour pratiquer le mouvement horizontal, il peut « peindre » une planche posée par terre ou encore faire passer sa petite auto sur la planche. Cela prépare l'enfant à acquérir la coordination œil-main qui est nécessaire pour faire des activités de préécriture en traçant une ligne sur des pointillés, pour dessiner des carrés et former des lettres.

- On fait le ménage ensemble ! On classe deux par deux les souliers, les chaussettes, les gants. On range les jouets en plaçant les petites autos dans une boîte, les blocs dans une autre, etc. L'adulte classe bien, lui, dans les tiroirs de la cuisine, les cuillers avec les cuillers, les napperons avec les napperons. Et ses outils ne se trouvent pas dans la cuisine, mais dans l'atelier. Ranger permet de mieux s'y retrouver et d'apprendre à s'organiser.

La nature, un monde de sensations et de stimulations

La nature constitue un merveilleux terrain de jeux. Quelle aubaine pour le développement de la motricité globale de l'enfant et son équilibre que de marcher sur un terrain inégal, dans le sable ou sur un tronc d'arbre coupé, de courir dans l'eau ou après un papillon, de grimper sur une roche et de sauter, d'enjamber des trous, des racines ou un petit ruisseau ! Que de belles expériences pour le développement de la motricité fine et du toucher, que de ramasser une coquille d'escargot ou de cueillir des framboises sans les écraser! De faire des «pâtés» avec de la vase ou du sable mouillé, de cueillir des pissenlits, de caresser un tapis de mousse… Lorsque vous partez en promenade, apportez un petit sac à dos avec des pots. En effet, c'est tellement plus stimulant d'apprendre à visser et dévisser un couvercle si on peut déposer dans le pot des trésors comme une pomme de pin, un insecte ou un caillou brillant.

Profitez de vos ballades dans la nature pour aider votre enfant à bien saisir le sens de notions indispensables pour se situer dans l'espace, mais pas toujours faciles à intégrer: on va se cacher *derrière* l'arbre, on pose *devant* l'enclos des moutons pour une photo, on expose les belles feuilles d'automne *sur* le rocher, *à côté* du pont, on cache ses pieds *sous* le sable, on grimpe *sur* la branche, puis on saute *en bas*. On cache des glands pour l'écureuil *dans* le trou du tronc.

Pensez aussi à initier votre enfant, en douceur, à des activités sportives de plein air. Si le défi est progressif, vous y gagnerez en bon temps partagé, en plaisir et en bonnes habitudes de santé.

Persévération et rigidité

L'enfant tient-il à faire ou à dire toujours la même chose? C'est ce qu'on appelle la persévération. Contrairement à la persévé-rance, qui signifie «ne pas se laisser décourager à la moindre difficulté» (ce qui est une bonne chose), la persévération est la persistance d'une personne à reprendre toujours la même façon de faire ou les mêmes mots, sans s'adapter à la situation présente. Par exemple: l'enfant continue à dessiner des lignes verticales, alors qu'on lui montre maintenant à reproduire des lignes hori-zontales. L'enfant à qui on apprend comment insérer une pièce de monnaie dans une tirelire, mais qui, si on tourne un peu celle-ci, continue en vain à vouloir insérer la pièce dans la même direction, sans se corriger et s'adapter à la nouvelle situation.

Or, dans la vie, il faut continuellement s'adapter à des situa-tions nouvelles ou à des petites différences dans une situation donnée. En effet, il n'y a pas deux journées rigoureusement identiques. Un enfant apprend à s'habiller, mais un chandail, par exemple, ne s'enfile pas de la même façon s'il est étroit ou large, s'il a des manches courtes ou longues ou si le tissu est plus ou moins élastique. Un enfant a appris à monter et à descendre les escaliers de sa maison. Or, ailleurs, les marches n'ont pas toujours exactement la même hauteur ni la même profondeur. Et parfois, elles ne sont pas faites en béton, mais avec de grosses roches.

Il existe aussi la rigidité, quand l'enfant ne déroge pas de certaines façons de faire et n'accepte pas la variété. Par exemple : l'enfant qui tient toujours à porter le même pyjama, toujours à mettre ses souliers à la même place, à jouer avec le canard et pas autre chose dans son bain, à boire toujours dans le même verre, à jouer toujours avec la même voiture… Il y a l'enfant qui ne s'intéresse qu'aux livres, qu'au hockey, qu'à l'ordinateur ou à la télévision, celui qui ne fait que donner des coups de pieds sur le ballon au lieu de lancer celui-ci et l'attraper, ou encore celui qui saute sans arrêt sur place, mais refuse de s'élancer par-dessus une ligne quand on le lui demande.

Si l'enfant est rigide, c'est qu'il éprouve le besoin d'être sécurisé. Il évite peut-être les situations nouvelles parce qu'il pense qu'il est incapable de les maîtriser et a peur de vivre un échec.

■ VIVE LA VARIÉTÉ !

Les parents peuvent aider leur enfant à transférer ses acquisitions et ses habiletés d'une situation à l'autre. Le petit apprend à regrouper les objets d'après les couleurs ? On le fera aussi avec des cubes, avec des crayons, avec ses petites autos, avec ses chaussettes, etc. On joue au ballon, oui, mais pas toujours de la même façon : on peut lancer celui-ci dans une boîte en carton, dans un gros cerceau, sur des bouteilles de plastique vides pour en faire un jeu de quilles, on peut changer de ballon, essayer avec une balle plus petite…

Tout en l'encourageant à découvrir des variétés en motricité globale comme en motricité fine, en situations et en jeux comme dans le domaine de l'alimentation, il ne faut pas oublier de lui donner des points de repère sécurisants. Lorsqu'on lui présente des variantes à petites doses, l'enfant peut rester en contrôle de la situation. On brise la rigidité en passant de l'un à l'autre, on lui montre à découvrir de nouvelles façons de faire et de s'organiser, à transposer ses habiletés dans des situations autres, bref à généraliser et à s'adapter. C'est important ! À force de pratiquer des mouvements variés dans des contextes différents, ces gestes deviennent efficaces et appropriés pour la situation. Tout cela s'avérera d'une grande utilité dans la vie quotidienne et à l'école. Sans compter la confiance en soi qui en sortira grandie !

Prêt à communiquer ?

Il existe une série d'habiletés préalables au langage :
* bien entendre ;
* avoir un bon contact visuel ;
* avoir une intention de communiquer ;
* être capable de faire preuve d'attention et de concentration ;
* pouvoir tenir compte de l'autre ;
* être capable de mémoriser ;
* être capable d'imiter au niveau moteur (gestes, actions) et au niveau verbal (sons) ;
* être capable d'intervenir à tour de rôle.

Les étapes normales du développement de la communication chez l'enfant

Avant l'âge de 12 mois

* Bébé s'exerce à produire des sons, des voyelles, des consonnes et des syllabes.
* Il gazouille, babille et commence à jargonner.
* Il reconnaît son nom, le nom des membres de sa famille et quelques mots désignant des objets ou des actions de sa vie quotidienne.
* Il exécute quelques demandes d'action en contexte (par exemple : « Donne, viens voir papa »).

De 12 à 24 mois

* À 12 mois, bébé commence à associer mots et significations.
* Il s'exprime en utilisant des gestes et des bruits, mais aussi en jargonnant avec des intonations variées et en disant ses premiers mots.
* Il cherche à imiter les sons et à répéter les mots.
* Il commence à combiner deux mots ensemble (par exemple : « To pati » pour « L'auto est partie »).
* Il passe d'une compréhension uniquement basée sur le contexte à une compréhension basée sur le mot lui-même, sans avoir besoin d'indices ou de gestes.
* Il comprend les situations de la vie quotidienne (par exemple : « Assieds-toi », « Viens manger », « C'est l'heure du bain »).
* Il identifie un à deux mots dans une consigne.
* À 24 mois, il comprend plus de 300 mots.

De 24 à 36 mois

- L'enfant connaît une évolution rapide dans son langage. Il est comme une éponge.
- Il dit des mots nouveaux presque chaque jour.
- Il commence à combiner des mots pour en faire de petites phrases (« Non, veux pas », « Moi tout seul »).
- Les sons qu'il utilise se diversifient.
- Il comprend les questions et consignes liées à un contexte familier (sans l'aide de gestes ou d'indices de contexte).
- Il comprend des phrases contenant plusieurs éléments.
- Il saisit de plus en plus de mots qui apportent des précisions.
- Il comprend les questions introduites par « qui », « à qui », « pourquoi » et « combien ».
- Il utilise le « je » pour parler de lui.
- Il connaît maintenant entre 500 et 900 mots et en utilise lui-même 200 ou plus.
- Il peut encore omettre des sons dans les mots ou remplacer certains sons par d'autres (« toui » ou « soui » pour souris et « téon » pour télévision).

De 3 à 4 ans

- L'enfant choisit les mots justes.
- Il commence à parler avec précision.
- Il fait des phrases de trois mots ou plus, incluant pronoms, articles et adjectifs.
- Il apprend à maîtriser la plupart des petits mots et leur utilisation.
- Il utilise bien la majorité des sons, à l'exception parfois des *s*, *ch*, *j* et *r*.
- S'il utilise encore des sons à la place d'autres sons dans les mots, on arrive néanmoins à le comprendre.
- Il hésite sur certains mots.
- Il comprend des consignes contenant de deux à trois demandes simples.
- Il poursuit sa compréhension des notions de couleur, d'espace, de dimension, de quantité, d'appartenance et de temps.
- Il prend conscience du passé et du futur.

De 4 à 5 ans

- L'enfant s'exprime par des phrases complètes de plus en plus longues et complexes (et, parce que, mais, etc.).

- À part les sons *ch*, *j*, *r* et les mots longs qui lui occasionnent encore parfois quelques difficultés, il utilise bien les sons dans les mots simples ou d'usage courant.
- Il raconte et explique ce qu'il a vu et fait.
- Sa prononciation est meilleure; il se fait comprendre des étrangers.
- Il comprend des histoires simples.
- Il comprend les consignes contenant plusieurs éléments dans une même phrase.
- La compréhension de notions abstraites, comme celles du temps et des séquences, se poursuit jusqu'à l'âge de sept ans.

Des stimulations formidables

Cher parent, vous êtes aux premières loges pour aider votre enfant à apprendre à parler.

- Racontez-lui son quotidien : « Tu dois avoir faim ; on va s'installer confortablement et je vais te donner à boire » « Ta couche est mouillée ; je nettoie tes fesses. Je prends une belle couche toute propre. On lève les petites jambes et hop, on rattache le pyjama. Et voilà un petit bonhomme qui sent bon ! » Mettez des mots sur les objets, les actions de votre enfant, ainsi que sur ses émotions. Parlez de ce qu'il fait au moment où il le fait, en utilisant des phrases simples et en lui disant « tu ». Dites-lui ce que vous faites au moment présent en utilisant des phrases simples et en utilisant le « je ». Plus vous établissez un lien entre les mots et la situation concrète, plus c'est facile pour l'enfant d'apprendre.
- Lorsque votre bébé émet un son en vous regardant, répondez-lui. Il vous parle, non avec de vrais mots, mais avec ses vocalises, un cri, son regard, son sourire. Vous aurez du plaisir à dialoguer avec lui. C'est en effet quand on est bébé qu'on apprend à parler chacun à son tour, un préalable dans l'art de la conversation. Lorsque le son que votre poupon a produit engendre une réaction de votre part, l'enfant comprend qu'il possède un certain pouvoir sur son entourage et qu'il est important, ce qui contribue à bâtir son estime de soi. Votre bébé ne comprend peut-être pas encore le sens de vos mots, mais il saisit la musique des sons et décode les mimiques de votre visage, l'intonation rassurante de votre voix et l'amour que vous lui portez.
- Placez-vous de préférence face à face, à la hauteur de votre enfant, afin que celui-ci vous voie articuler.

- S'il est déconseillé de parler un langage «bébé» et qu'il est préférable de toujours employer le mot juste, ne privez cependant pas votre enfant des onomatopées qui allumeront son intérêt. «Qu'est-ce qu'il fait, le chien? Le chien fait wouf-wouf!» «Boum! Tombée! La tour est tombée!» «Driiiing: le téléphone sonne!» «Vrrroum, regarde la moto!»

- Parlez lentement et clairement, en articulant bien et en étirant légèrement les mots qu'il est en train d'apprendre sans couper les syllabes de façon saccadée: «le baateau».

- Veillez à vous adapter au niveau de langue de votre enfant, tout en visant un cran plus haut. Répétez ce qu'il vient de dire, correctement mais simplement, sans jamais lui demander de répéter à nouveau. Répétez en ajoutant un mot ou deux. Ainsi, vous allez un cran plus loin que ce qu'il est capable de faire. Par exemple, si votre enfant désigne son biberon, dites-lui le mot: «lait», et s'il dit «ai», dites-lui: «Encore du lait?». Et le jour où il est capable de dire «yai» ou même «lait», répondez-lui: «Mmm, c'est bon le lait»!

- Lorsqu'il connaît quelques mots isolés, c'est le bon temps pour l'inciter à combiner deux mots: «La balle rouge» ou encore «Papa est parti».

- Utilisez souvent les mots qu'il est en train d'apprendre. Et lorsqu'il a acquis ce mot, introduisez un synonyme.

- Demandez-lui, dès qu'il possède un vocabulaire suffisamment étendu, de relater l'un ou l'autre événement de sa journée. Apprenez-lui à commencer par le début et à distinguer les faits saillants.

- Parlez pour communiquer avec votre enfant et non uniquement pour lui donner des ordres ou lui enseigner des choses.

- Interprétez ce qu'il tente de vous dire. Si vous ne le comprenez pas, ne faites pas semblant et avouez-lui: «Je suis désolée, mais je ne comprends pas. Que veux-tu dire?» Quand vous avez compris, répétez le mot correctement et interprétez ce qu'il ressent: «Un biscuit. Tu veux encore un biscuit?»

- Faites attention au dosage: oui, c'est formidable de parler à son enfant, mais il ne faut pas non plus l'étourdir de mots! Si les phrases sont longues et contiennent beaucoup de renseignements, l'enfant parviendra plus difficilement à faire le lien entre ce qu'il vit et les mots. «Je mets ton chandail» est plus adapté pour un tout-petit que: «On va enfiler ton gros chandail rouge, parce qu'il fait très froid aujourd'hui».

- Encouragez votre enfant qui grandit à parler en évitant d'aller au-devant de tous ses désirs. En effet, le surprotéger n'est pas sans influence sur son langage : il a moins besoin de demander avec des mots lorsqu'on lui donne son verre de lait après qu'il l'ait pointé du doigt ou émis un son de gorge. Offrez-lui des choix.
- Regardez des livres avec votre enfant et racontez-lui les histoires. Dites-lui des comptines ou écoutez-les avec lui.

Prendre son enfant par la main sur le chemin des mots

Certains enfants prématurés ont des délais ou des troubles de langage. Si le vôtre présente plusieurs indices parmi ceux énumérés ci-dessous, il serait bon de consulter en orthophonie ou en logopédie. Ainsi, vous apprendrez comment l'aider plus spécifiquement à mieux communiquer et à progresser dans le langage.

Entre 0 et 2 ans

- Le bébé fait souvent des otites.
- Il ne semble pas réagir aux sons.
- Il arrête d'émettre des sons après l'âge de six mois.
- Il ne manifeste pas d'envie de communiquer. À noter : le langage fait partie de la communication qui peut être orale, mais aussi non verbale. L'enfant peut s'exprimer par le regard ou les gestes.
- Il ne communique ni par gestes ni par sons.
- Ses vocalises sont peu nombreuses et peu variées.
- Il n'a encore fait aucune tentative pour utiliser les mots à 18 mois.
- Il semble stagner à une étape.
- Il éprouve beaucoup de difficultés à contrôler les mouvements de la langue et des lèvres.

Vers 2 ans

- L'enfant n'utilise jamais les mots pour communiquer.
- Il ne semble reconnaître qu'un seul mot à la fois dans ce qu'on lui dit.

Vers 2 ans et demi

- L'enfant ne s'exprime que par un mot à la fois.
- Il utilise un seul mot pour tout désigner.

- Il ne semble pas intéressé à acquérir du nouveau vocabulaire (les mots ne « rentrent » pas facilement).
- Il n'utilise principalement que des voyelles et très peu de consonnes.
- Il prononce mal les voyelles.
- Il est incapable de comprendre ce qu'on lui demande avec des phrases simples.
- Le rythme d'acquisition du langage stagne ; il peut être plus lent que la moyenne, mais au moins, l'enfant doit progresser.

Vers 3 ans

- L'enfant ne combine jamais deux ou trois mots entre eux pour faire des phrases.
- Il laisse tomber plusieurs sons et syllabes des mots.
- Il ne prend jamais l'initiative dans les conversations verbales.
- Il ne comprend pas des phrases longues associées à des choses familières.

Vers 3 ans et demi

- L'enfant laisse tomber les petits mots dans ses phrases.
- Il semble souvent éprouver de la difficulté à trouver les bons mots.
- Il fait du coq à l'âne dans la conversation.
- Il laisse tomber ou remplace tellement de sons que seules les personnes familières sont en mesure de le comprendre.

À n'importe quel âge

- Le rythme d'acquisition du langage stagne ; l'enfant peut être plus lent que la moyenne, mais au moins, il doit progresser.

Se faire des amis

Les parents se font souvent recommander, au congé de l'hôpital, de ne pas faire garder leur bébé à l'extérieur de la maison avant l'âge de deux ans, étant donné qu'il peut être fragile en ce qui concerne la respiration, la régulation, le sommeil et l'alimentation. De plus, les parents font souvent preuve, du moins au début, d'une attitude surprotectrice à son égard. Celle-ci est tout à fait normale, car il était si petit à la naissance que sa survie fut peut-être incertaine et qu'il a peut-être été longtemps malade…

Cependant, vers 2 ans, l'enfant a besoin d'occasions de socialiser avec d'autres enfants dans un service de garde ou dans d'autres situations. Ainsi, il peut jouer en parallèle auprès d'autres enfants et, par la suite, arriver à partager un jeu avec eux. Pour ce faire, il apprend graduellement :

- à s'organiser et à devenir autonome, parce que son parent n'est pas toujours là pour faire les choses à sa place ;
- à se connaître et à développer son estime de soi ;
- à développer son langage, pour être compris non seulement par ses parents, mais aussi des adultes et des enfants. Ensuite, il deviendra en mesure de comprendre des questions et des consignes, de faire connaître ses besoins et ses désirs, de passer des commentaires, de répondre à des questions et d'exprimer ses émotions de façon socialement acceptable ;
- à attendre son tour dans le jeu, dans le faire, puis dans le « parler-écouter » ;
- à développer des habiletés pour être considéré par les amis et faire partie du groupe.

Un enfant prématuré possède souvent des habiletés langagières moindres qu'un enfant à terme. De plus, le fait qu'il manifeste parfois aussi des troubles de la modulation peut jouer sur sa relation avec les autres. En effet, celui qui a toujours peur des nouvelles personnes, des nouveaux lieux, des nouvelles situations et de l'échec n'ira pas au devant des autres ou s'éloignera carrément, fera le clown ou encore se mettra à frapper. Ce n'est donc pas toujours aisé de se faire des amis et d'arriver à les conserver pour un enfant qui n'arrête pas de bouger et qui, à la moindre contrariété, se montre impulsif, se bat, se jette par terre ou se retire.

Vouloir intégrer cet enfant à tout prix avec d'autres enfants du même âge n'est donc pas toujours la meilleure solution. Le parent est le mieux placé pour évaluer les capacités de son enfant à s'intégrer à un groupe de son âge ou pour l'inscrire dans un groupe d'enfants un peu plus jeunes, afin de lui laisser une chance. Il est important de tenir compte du niveau de fonctionnement de l'enfant autant que de son âge chronologique.

Prenons un exemple : Antoine a 4 ans comme les autres enfants du groupe, oui, mais il possède moins de maturité. Il suffit parfois qu'en plus, il présente un petit déficit d'attention, un léger problème de motricité fine ou encore un petit retard de langage pour être considéré comme « bébé » par les autres et, du coup, être moins populaire. Plus d'une fois, les petits camarades lui font répéter ce qu'il a dit quand ils ne l'ont pas compris. Lui ne sait pas encore s'habiller seul pour sortir dans la cour en hiver… Bref, on le reconnaît pour ses incapacités, plutôt que pour ses capacités, ce qui a évidemment un effet négatif sur son estime de soi. Un groupe d'enfants un peu plus jeune lui conviendra peut-être mieux.

À cela, les parents répliquent parfois que si leur enfant se trouve au contraire avec des enfants de son âge, il bénéficiera d'exemples pour apprendre. Cependant, si la marche est trop haute, s'il y a un écart trop marqué entre le fonctionnement de l'enfant et celui des autres bambins du groupe, si le défi est trop grand, le petit peut se décourager. Il est aussi possible qu'il profite d'un léger écart pour imiter les enfants qui en font un peu plus que lui. Il faut vérifier si l'enfant présentant des besoins particuliers peut recevoir l'aide d'une accompagnatrice dans le groupe, afin de lui permettre de suivre les activités et de développer des habiletés au niveau de la motricité, du langage, de l'autonomie et de la socialisation.

Dans de bonnes conditions, plus l'enfant passe de temps en groupe, plus il gagne en autonomie. Plus il vit de réussites, plus sa propre estime se renforce, moins il fait de grosses réactions et plus il a envie d'aller vers les autres pour avoir du plaisir et pour apprendre avec eux des choses intéressantes.

CHAPITRE 10

Quand un diagnostic survient...

Chez plusieurs enfants, les délais et différences finissent par s'estomper. Chez d'autres, par contre, les délais dans le développement qui persistent, les problèmes qui surviennent ou s'accentuent au fil du temps conduisent parfois à un diagnostic. La médecine néonatale a fait des progrès incroyables. Elle sauve de plus en plus de bébés qui sont nés à des âges gestationnels impensables autrefois. Néanmoins, elle n'aboutit pas qu'à des miracles et, malgré les efforts et les espoirs conjugués de l'équipe médicale et des parents, certains enfants conservent des séquelles parfois sévères.

Plusieurs causes de séquelles peuvent être pointées du doigt. En voici quelques exemples :

- l'hémorragie cérébrale et la leucomalacie périventriculaire, causes possibles de paralysie cérébrale, d'épilepsie, de déficit d'attention ou déficit d'attention-hyperactivité, de troubles d'apprentissage, de déficience intellectuelle, de troubles de l'alimentation, de troubles du sommeil, de surdité, de troubles de la vision ou de cécité, de problèmes psychiatriques à long terme, etc. ;
- la rétinopathie du prématuré, cause possible de troubles de la vision et de cécité ;
- l'ictère ayant nécessité une exsanguino-transfusion, cause possible de surdité ;
- l'utilisation d'une médication ototoxique, cause possible de surdité.

Dans le domaine de la prématurité, il n'est jamais possible d'établir avec certitude une cause à partir d'un effet. Les causes des problèmes de santé et d'éventuelles séquelles à long terme sont souvent multifactorielles. Cela est d'autant plus vrai que la naissance avant terme est associée à d'autres facteurs médicaux survenus en période néonatale, comme un retard de croissance intra-utérin, un manque d'oxygène, une infection congénitale, une hémorragie cérébrale, une hydrocéphalie, etc. Par exemple, un bébé chez qui on diagnostique des problèmes auditifs a peut-être subi une exanguino-transfusion. Mais est-ce vraiment cette technique qui est responsable de la surdité ou bien le fait que le nerf auditif était immature à la naissance, ou encore le fait d'avoir eu la jaunisse, un peu d'acidose, d'avoir reçu tel ou tel médicament ? Ou une combinaison de plusieurs de ces éléments ? Impossible de déterminer la cause exacte, dans ce cas comme dans bien d'autres.

Il est évident qu'un bébé n'ayant pas connu de complications sévères lors de son séjour à l'unité néonatale risque moins qu'un autre de conserver de lourdes séquelles. Cependant, il arrive qu'un bébé ayant franchi tous les obstacles de la prématurité sans « trébucher » ou presque, qu'un enfant pour qui les médecins comme les parents se réjouissent de sa bonne fortune à sa sortie de l'hôpital, soit diagnostiqué quand même, plus tard, comme ayant une ou plusieurs séquelles invalidantes. L'enfant n'a peut-être pas eu d'hémorragie cérébrale, par exemple. Mais la grande prématurité constitue en soi un facteur de risque, même en l'absence de dommage cérébral documenté.

Par ailleurs, pour une hémorragie cérébrale de grade III, par exemple, on peut se douter que l'enfant risque de garder une ou des séquelles, mais on ne peut prédire laquelle ou lesquelles, parmi la panoplie de conséquences associées à cette complication néonatale.

■ LA PLASTICITÉ DU CERVEAU

Qu'on lui découvre ou non une ou des déficiences, un prématuré est avant tout un enfant, avec des limites, mais aussi avec des forces qui sont souvent incroyables. Chez un bébé prématuré qui a subi des lésions, le cerveau en pleine formation possède des capacités de récupération parfois étonnantes. Ce phénomène s'appelle la « plasticité du cerveau ». Le cerveau tente de se remodeler au mieux, créant de nouveaux circuits qui prennent la relève des circuits détruits. Même s'il y a des limites à cette capacité du cerveau de corriger un dommage, plusieurs enfants prématurés ayant subi une atteinte cérébrale présentent des fonctions motrices qui ressemblent aux fonctions originelles, même si elles diffèrent pour ce qui est de la qualité du mouvement, et cela grâce à la plasticité du cerveau. Les mécanismes de cette plasticité restent encore mystérieux et font l'objet de recherches.

Parmi les séquelles les plus fréquentes de la prématurité, on retrouve celles énumérées ci-dessous.

La paralysie cérébrale

Résultant d'une atteinte au cerveau en formation, la paralysie cérébrale est aussi appelée «infirmité motrice cérébrale», «déficit moteur cérébral» ou encore «encéphalopathie». Il existe plusieurs formes de paralysie cérébrale. Parmi les enfants prématurés qui en souffrent, la majorité a une diplégie spastique, c'est-à-dire une atteinte motrice, les membres supérieurs étant moins touchés que les membres inférieurs. Il y a aussi d'autres types de paralysie cérébrale, comme l'hémiplégie spastique, qui ne touche qu'un des côtés du corps, la double hémiplégie spastique et la quadriparésie spastique qui consistent en une atteinte des quatre membres.

La spasticité est une forme d'hypertonie que l'on retrouve dans la paralysie cérébrale. D'habitude, un muscle se relâche lorsqu'il est au repos. Sauf en cas de réflexe, contracter un muscle est une activité volontaire. La spasticité, elle, correspond à une augmentation involontaire du tonus musculaire. En général, ce problème touche certains groupes musculaires bien précis, comme les muscles qui font pointer les pieds, croiser les jambes, tourner les jambes vers l'intérieur et plier les genoux. Le bébé qui a une diplégie spastique est donc raide et éprouve de la difficulté à contrôler et à coordonner l'action de ses différents muscles. Il éprouve de la difficulté à maîtriser la station assise et la station debout.

Contrairement à certaines idées reçues sur la paralysie cérébrale, de nombreux enfants atteints n'ont pas de déficience intellectuelle associée, ils parlent normalement, finissent par marcher et devenir propres, fréquentent l'école, ont des amis, font du sport adapté, ont des passe-temps passionnants et, au-delà des exigences et des défis que leur imposent leurs limitations, foncent et sont heureux de vivre.

La dyspraxie

Un enfant présente une dyspraxie quand il fait preuve de maladresse motrice et qu'il éprouve de la difficulté à apprendre toute nouvelle séquence de mouvements, par exemple manger proprement, monter ou descendre l'escalier, pédaler sur un tricycle, se balancer, découper, enfiler des perles, dessiner, écrire, jouer à la marelle, sauter à la corde, s'habiller, boutonner ses vêtements ou encore utiliser une fermeture éclair. Ces mouvements qui semblent élémentaires *a priori* s'avèrent cependant relativement complexes : dans le cas du découpage, par exemple, il faut penser à tenir le papier d'une main et les ciseaux de l'autre. Il s'agit ensuite d'obtenir un mouvement le plus harmonieux possible, en écartant puis en refermant les doigts. Pour découper une forme, il faut tourner quand on arrive au coin. Les manifestations de la dyspraxie sont multiples ; chaque enfant a un profil qui lui est propre. Un bon encadrement permet à l'enfant de s'améliorer.

PETIT LIVRE PRATIQUE

Pour guider les parents qui ont un enfant dyspraxique, voici un petit livre fort intéressant. « Mon cerveau ne m'écoute pas – Comprendre et aider l'enfant dyspraxique », par Sylvie Breton et France Léger, paru aux Éditions du CHU Sainte-Justine.

La déficience intellectuelle

La déficience intellectuelle consiste en un fonctionnement de l'intelligence inférieur à la moyenne (celle-ci se situe entre 85 et 115 aux tests d'évaluation). Cette déficience se manifeste aussi par des comportements mal adaptés pour ce qui est de la communication, des habiletés sociales et de l'autonomie, mais aussi, plus tard, pour ce qui est des soins personnels, de la capacité à être responsable de sa santé et de sa sécurité, des travaux domestiques, de l'utilisation des ressources collectives, des loisirs, de l'école et du travail.

On divise la déficience intellectuelle en quatre catégories :

- légère : quotient intellectuel de 70 à 50-55 ;
- moyenne : quotient intellectuel de 50-55 à 35-40 ;
- sévère : quotient intellectuel de 35-40 à 20-25 ;
- profonde : quotient intellectuel de 20-25 et moins.

Il existe également une zone frontière, située entre 85 et 70, que l'on peut qualifier de lenteur intellectuelle. On peut toutefois améliorer notablement la situation en intervenant de façon précoce, avec une équipe multidisciplinaire qui instaure un bon programme de réadaptation adapté aux besoins de l'enfant et avec un milieu aimant qui stimule l'enfant. Cela fait une grosse différence et joue sur les tableaux suivants : la capacité de faire preuve d'autonomie, de développer des habiletés sociales et de communiquer, de mieux fonctionner dans la société, d'avoir de l'estime de soi, etc.

Le déficit de l'attention

Le déficit de l'attention se traduit par des difficultés à main-tenir une attention de qualité. D'habitude, on est capable de lire même si la radio est allumée. De même, il est possible d'étudier dans une pièce où circulent d'autres personnes. L'être humain possède un système de défense qui filtre les informations perti-nentes. Ce filtre, en éliminant divers éléments qui distrairaient la personne, lui permet de se concentrer sur les stimuli impor-tants. L'enfant qui présente un déficit de l'attention, avec ou sans hyperactivité, ne bénéficie pas de ce filtre. Très excitable, il est bombardé de stimulations auditives, visuelles et cutanées. Dans une classe, il regarde la mouche qui vole, l'élève qui a laissé tomber son crayon ou celui qui éternue au même titre que le professeur en train d'expliquer la leçon. Le déficit de l'attention possède toute une gamme d'intensités. Une médication, ainsi que la mise en place de stratégies d'intervention, peut aider l'enfant à mieux se concentrer, notamment à l'école.

Le déficit de l'attention-hyperactivité

L'hyperactivité est une réaction motrice globale à une hyper-excitabilité sensorielle. Ce qui distingue un comportement hyperactif d'un comportement turbulent « normal » est une question d'intensité, de fréquence et de durée. Les vrais enfants hyperactifs cumulent trois manifestations : l'agitation motrice, l'impulsivité et parfois le déficit d'attention.

Impulsif, l'enfant agit avant de penser, il passe sans transition d'une activité à l'autre, éprouve de la difficulté à s'organiser et à attendre son tour, il répond en classe avant que l'enseignant ait fini de poser sa question. Il traverse la rue sans regarder ou saute dans une piscine même s'il ne sait pas nager. Le radar social de l'enfant qui a un déficit d'attention-hyperactivité ne perçoit pas correctement ce que vit le groupe ; il ne réussit pas à décoder les règles sociales implicites. Bref, l'enfant éprouve des difficultés à adapter son comportement à son environnement. Ses réponses sont trop rapides ou trop vives.

Les manifestations de cette triade varient selon l'âge de l'enfant, les circonstances, les tâches à accomplir, les personnes en
présence, etc. Ainsi, ce n'est pas parce qu'un jour l'enfant réussit
à terminer seul ses devoirs que le problème est résolu. Reconnaître
cette notion de variabilité évite de jeter le blâme sur l'enfant
lorsque ses rendements sont inégaux. Dans bien des cas, la médication aide à améliorer la qualité de vie d'un jeune hyperactif et
de son entourage, mais à elle seule cette mesure est insuffisante.
De nombreuses stratégies lui permettent de mieux fonctionner
dans son environnement social, familial et scolaire.

Les troubles d'apprentissage

Ils consistent en un désordre dans un ou plusieurs processus
psychologiques de base qui touchent la compréhension ou l'utilisation du langage parlé ou écrit, qui se manifeste par une faible
habileté à écouter, à penser, à parler, à lire, à épeler, à écrire ou à
faire des calculs mathématiques. Le terme inclut des troubles de
la perception, la dysphasie, le trouble d'apprentissage spécifique
en lecture (aussi appelé dyslexie), en écriture, en graphomotricité
et en mathématiques. Par contre, il n'inclut pas les problèmes
d'apprentissage résultant principalement d'une déficience visuelle,
auditive, motrice ou intellectuelle, d'un problème émotif ou de
désavantages environnementaux, culturels ou économiques. Par
conséquent, tout enfant connaît des troubles spécifiques d'apprentissage quand, ayant une intelligence normale, il apprend moins
bien en raison d'un équipement d'apprentissage défectueux.

Les troubles de la vision et la cécité

Après une rétinopathie du prématuré, une hémorragie cérébrale de grade III ou IV ou tout autre problème neurologique
dû à une grande prématurité, un enfant peut conserver un ou
des troubles de la vision. Parmi ceux-ci, on retrouve notamment
un strabisme, une myopie, un nystagmus (yeux qui bougent sans
arrêt, affectant la vision), un déficit visuel central (dans ce cas-ci,
la structure de l'œil et son fonctionnement ne sont pas en cause,
mais le cerveau ne parvient pas à capter de façon optimale les
stimuli visuels ou il les interprète de façon erronée). Il est pri-
mordial de détecter rapidement les troubles de la vision et de
fournir à l'enfant, même tout bébé, des lunettes ou des lentilles
de contact. Si l'enfant a un problème de vision ou s'il est carrément aveugle, une bonne réadaptation l'aidera à compenser, à

développer au mieux ses potentiels et à mener une vie la plus normale possible.

La surdité

Lorsqu'un bébé naît prématurément, plusieurs causes peuvent être responsables d'une surdité. En période néonatale, il a peut-être souffert d'une hémorragie cérébrale de grade III ou IV, de leucomalacie périventriculaire, d'une anoxie, d'une méningite, d'un ictère ayant nécessité une exsanguino-transfusion, ou encore il a reçu une médication ototoxique? Il importe d'être vigilant. Un enfant souffre d'otites à répétition? Là encore, son audition est à surveiller de près. Il existe plusieurs types de surdité. Celles-ci se classent de légère à profonde.

Les troubles du comportement

Plusieurs enfants prématurés présentent des troubles du comportement qui se peuvent se manifester de plusieurs façons:

* de la passivité;
* un comportement instable;
* des colères fréquentes et disproportionnées par rapport à l'élément déclencheur;
* un comportement moins sociable pouvant mener à l'isolement;
* une faible estime de soi;
* une agitation motrice et de l'impulsivité;
* de la rigidité, qui consiste en un besoin intense d'ordre et de routine;
* la persévération, qui consiste à avoir des idées fixes;
* des phobies inexpliquées et insurmontables: certains problèmes d'intégration sensorielle se manifestent par des réactions exagérées de surprise et de peur lors d'un bruit soudain, fort ou aigu, par une répugnance devant certains goûts et certaines textures (voir *Boire et manger, tout un apprentissage,* en page 153), par une extrême sensibilité aux étiquettes de vêtements, aux coutures des chaussettes, par une aversion à marcher pieds nus dans le sable, sur le gazon, par le fait de ne pas aimer être touché. Tel enfant craint de rouler en bicyclette, tel autre de se balancer, un autre montre des réactions anormales à la douleur.

Plusieurs enfants se montrent relativement insensibles à la douleur lors de maladies ou encore de blessures. À l'inverse, d'autres d'enfants sont terrifiés lorsqu'on doit poser sur eux le moindre acte médical, même indolore.

Les troubles envahissants du développement

Les troubles envahissants du développement (TED) comprennent l'autisme, le syndrome d'Asperger, le TED-non spécifié, le syndrome de Rett et le trouble désintégratif de l'enfance. Les deux derniers syndromes sont rares et ne se retrouvent pas particulièrement chez l'ancien prématuré.

L'autisme est un trouble qui altère le développement normal de la socialisation, de la communication et du langage. L'enfant autiste conçoit le monde de façon toute personnelle et cela affecte ses capacités de réciprocité sociale et de communication au sens large. Des activités répétitives poursuivies de façon solitaire, une préférence pour les jeux s'appuyant sur la sensorialité plutôt que sur l'imagination et une résistance au changement constituent d'autres manifestations de l'autisme.

Le syndrome d'Asperger consiste en une variante de l'autisme : l'enfant manifeste lui aussi des troubles de l'interaction sociale et parfois aussi des comportements répétitifs et des intérêts restreints pour tel ou tel domaine en particulier. Il a cependant tendance à mieux fonctionner en société qu'un enfant présentant la forme plus classique de l'autisme. De plus, il présente souvent une intelligence normale. Il peut accéder au langage. Par une thérapie d'entraînement aux habiletés sociales, il apprend à interagir avec les autres. Plusieurs de ces enfants réussissent à l'école et arrivent à bien fonctionner en société.

On pose un diagnostic de TED-non spécifié surtout lorsque l'un ou l'autre des trois domaines (communication réciproque, modes d'expression, préoccupations inhabituelles et répétées) dans lesquels se situent les difficultés de l'enfant autiste n'est pas entravé ou ne cote pas dans l'index de signification aux tests utilisés pour faire le diagnostic.

Même s'ils ne sont pas diagnostiqués comme étant autistes, ayant le syndrome d'Asperger ou le TED-non spécifié, certains anciens prématurés présentent des traits autistiques et éprouvent des difficultés à entrer en relation avec les autres. Cela est causé par un problème neurologique et n'est absolument pas dû à une quelconque surprotection de la part des parents.

D'autres séquelles

La prématurité peut encore laisser d'autres séquelles aussi diverses que :

- un retard de croissance persistant ;
- de l'asthme ;
- de l'épilepsie ;
- des troubles de l'alimentation ;
- des troubles du sommeil ;
- des difficultés dans l'acquisition des compétences sociales ;
- des troubles psychiatriques.

L'importance d'un diagnostic, d'une intervention et d'une stimulation précoces

Pour bénéficier au maximum du phénomène de plasticité du cerveau, il est essentiel d'intervenir de façon précoce en physio-thérapie, en ergothérapie, en orthophonie ou en socialisation, par exemple. C'est en fonction des stimulations reçues que les circuits adjacents du bébé vont s'installer et prendre la relève. Il est donc possible d'améliorer la qualité du développement moteur, par exemple, en stimulant très précocement des circuits annexes qui vont ainsi compenser. Si, lors de la stimulation précoce, on fournit à l'enfant une sensation de mouvement s'approchant de la normale, il a des chances d'intégrer celle-ci.

Par ailleurs, plus le diagnostic est posé tôt, que ce soit un diagnostic de paralysie cérébrale, de problèmes visuels, de surdité, de troubles d'alimentation ou encore d'autisme, plus rapidement on pourra trouver une réponse aux besoins particuliers de l'enfant et, si nécessaire, lui faire utiliser des appareils. On évite ainsi les pertes de temps, les tâtonnements inutiles et cette période d'incertitude souffrante durant laquelle un ou les deux parents savent que quelque chose ne va pas, mais se heurtent à l'incompréhension des autres et parfois des professionnels. Certains parents finissent même par recevoir des remarques culpabilisantes, comme s'ils étaient en partie responsables de la situation ! En agissant rapidement, on maximise le potentiel de l'enfant et on l'aide de la bonne façon à se développer et à compenser ses atteintes. Toutefois, il faut savoir que dans la pratique, l'intervention précoce n'est pas toujours possible à cause du manque de services de réadaptation… Un problème qui a malheureusement des répercussions majeures sur l'avenir de l'enfant.

Le choc d'un diagnostic difficile

C'est un choc de recevoir un diagnostic de paralysie cérébrale, de surdité, de déficience intellectuelle, de déficit d'attention-hyperactivité ou autre pour son enfant. Les parents tombent parfois des nues. Le niveau de stress grimpe à nouveau en flèche. Les parents vivent un sentiment d'échec : au départ, ils désiraient un enfant, oui, mais pas un enfant handicapé. Alors qu'ils avaient espéré que tout finisse un jour par rentrer dans l'ordre, voilà qu'une fois de plus, leur vie bascule.

Une maman apprend que son fils, né à 26 semaines, a la quadriparésie spastique. Alors, la réalité fait voler en éclats tous ses rêves et ses illusions. Un papa à qui le médecin vient d'annoncer, à lui et à sa conjointe, qu'un de leurs jumeaux nés à 31 semaines est atteint d'une diplégie spastique, se sent terriblement impuissant. Il est confronté à l'inconnu.

Les parents qui viennent d'apprendre que leur enfant ne sera « jamais comme les autres » vivent un véritable deuil. Par ailleurs, la réalité les rattrape bien vite, le tourbillon des rendez-vous médicaux, des visites à l'hôpital, des thérapies, des exercices à la maison et des hospitalisations reprenant souvent de plus belle. Plusieurs mamans signalent que leur agenda est rempli et qu'il s'agit d'un travail à temps plein. Et puis, ce n'est pas à la naissance qu'ils ont appris que leur enfant serait handicapé. Leur enfant, ils le connaissent et ils l'aiment depuis un bon bout de temps. C'est une petite personne qui ne se résume pas à son déficit.

Faire face, encore une fois

Même s'il n'est pas toujours facile de vivre avec un enfant qui garde un handicap, notamment en raison du regard des autres, des obstacles que dresse encore bien souvent la société, du deuil de la normalité que l'enfant doit vivre, lui aussi, du manque de ressources, des tracasseries administratives, des incertitudes et des inquiétudes devant l'avenir, bien des parents finissent par faire leur deuil et par s'adapter à la situation. Faire partie d'une association leur permet souvent de découvrir qu'ils ne sont pas les seuls au monde, de rencontrer d'autres parents dans leur cas, de recevoir information et soutien. Des parents sont impressionnés par ce que leur enfant réussit à faire (souvent bien au-delà des prédictions des spécialistes) et par la personne formidable qu'il est devenu. Comme quand il était tout petit dans son incubateur, il continue à forcer leur admiration. Nombre de parents signalent que leur enfant est heureux d'avoir survécu à sa prématurité et que, même s'il conserve des séquelles, il fait preuve de maturité et affiche un évident bonheur de vivre. Ce n'est cependant pas le cas de tous : certains enfants ne sont pas heureux et certains sont même souffrants.

L'engagement des parents dans la stimulation précoce et les exercices de réadaptation, leur amour pour leur enfant et le fait qu'ils croient en lui font que plusieurs bouts de choux maximisent leur potentiel et surprennent parents et médecins. Cependant, pour cela les parents ont besoin eux aussi d'être soutenus par leur entourage, d'avoir des employeurs compréhensifs, de bénéficier d'aide, d'avoir facilement accès aux ressources, notamment aux services de réadaptation, d'adaptation domiciliaire, de transport et de répit-gardiennage.

Bref, il est essentiel que la société, après avoir prodigué à leur bébé des soins à la fine pointe de la technologie pour le sauver, et, pour ce faire, autorisé la dépense de sommes parfois astronomiques, continue de leur offrir des services et ressources nécessaires pour aider leur enfant à se développer au mieux de ses possibilités et à atteindre un bon niveau de qualité de vie.

Besoin d'amour

Un enfant, prématuré ou non, ayant gardé des séquelles ou non, a avant tout besoin de l'amour et du regard brillant et fier de ses parents. Il a besoin qu'on croie en lui, qu'on l'écoute, qu'on lui donne des limites claires, qu'on lui apprenne à tolérer les frustrations et à exprimer ce qu'il ressent, qu'on souligne ses bons coups, qu'on l'encourage à relever des défis à sa mesure, qu'on l'aide à devenir autonome, à s'intéresser aux autres, à vivre en société, qu'on partage du bon temps avec lui et qu'on l'accompagne, jour après jour, main dans la main, sur le chemin de la vie. De sa vie à lui.

Dès sa naissance, l'enfant prématuré force son entourage à adapter son système de référence, à revoir ses attentes et à se donner des objectifs réalistes. Pour certains, cela continuera longtemps après le retour à la maison. On a rêvé d'un enfant. Celui-ci est le nôtre. Comme chaque enfant, il est unique. C'est un trésor en soi.

Plusieurs parents soulignent que la pulsion de vie, la grande force et la détermination qui ont aidé leur nouveau-né à survivre, continuent, plus tard, à faire partie du caractère de leur enfant, que celui-ci soit devenu « comme les autres » ou qu'il ait conservé une ou des différences. Tout au long de sa vie, ce tempérament de battant aidera l'enfant à surmonter les obstacles et à les dépasser.

Conclusion

Arrive un moment où la vie reprend son cours. Tous les parents qui ont la chance que leur enfant s'en soit bien sorti finissent un jour ou l'autre par tourner la page. La prématurité devient de l'histoire ancienne. Pour les autres, elle reste malheureusement d'actualité et il va falloir composer avec ses conséquences à long terme, les prendre à bras-le-corps et à bras-le-cœur et s'adapter à cette réalité pour vivre ensemble la meilleure vie possible.

Chez plusieurs parents, la question de la prématurité refait surface en même temps que le désir d'enfant. « Vais-je oser entreprendre une nouvelle grossesse ? », se demandent bien des mamans. Oserons-nous concevoir un nouvel enfant tout en sachant qu'il y a des risques que lui aussi naisse prématurément ? Ou choisirons-nous plutôt le statu quo et la prudence ? Nous avons eu de la chance que notre enfant s'en soit bien tiré. Pourquoi provoquer le destin ? Ou nous avons déjà un enfant handicapé à la maison. Nous ne nous sentons pas capables de revivre une deuxième naissance avant terme et les risques qu'elle comporte. Ou encore : Mon fils a gardé des séquelles, mais je ne veux pas qu'il soit enfant unique et, d'autre part, je rêve de connaître une grossesse jusqu'à terme, de vivre un accouchement normal avec, à la clé, un nouveau-né en bonne santé qui respire seul et se développe sans problèmes…

Ainsi, chacun chemine entre désir et peur, entre blocage et espoir… La femme et l'homme ont à partager leurs émotions, à se renseigner sur les risques réels d'avoir un autre bébé prématuré, à aller chercher le soutien nécessaire. De nombreuses familles font le pari de la vie. Sous haute surveillance médicale, bien entourée et soutenue, la maman donne bien souvent naissance à un bébé à terme. Ces parents offrent ainsi un petit frère ou une petite sœur à leur enfant prématuré. C'est d'ailleurs plus d'une fois à ce moment-là que la normalité reprend réellement ses droits.

BIBLIOGRAPHIE

Livres

COLLECTIF . *À petits pas – S'occuper de son enfant prématuré à la maison*. Ottawa : Institut canadien de la santé infantile, 2003. 199 p.

FRÉCHETTE-PIPERNI Suzy. *Les rêves envolés – Traverser le deuil d'un tout petit bébé*. Boucherville : Éditions de Mortagne, 2005. 464 p.

LAURENT Anne. *Ma petite sœur est revenue d'être morte*. Malonne (Belgique) : Éditions Feuilles familiales, 2000. 141 p.

LOUIS Sylvie. *Le Grand livre du bébé prématuré - Tome 1 : Du choc de la naissance à l'arrivée du bébé à la maison*. Montréal : Éditions du CHU Sainte-Justine, 2001. 364 p.

LOUIS Sylvie. *Le Grand livre du bébé prématuré - Tome 2 : Causes, séquelles et autres enjeux*. Montréal : Éditions du CHU Sainte-Justine, 2002. 354 p.

MARTEL Marie-Josée et Isabelle MILETTE. *Les soins de développement : des soins sur mesure pour le nouveau-né malade ou prématuré*. Montréal : Éditions du CHU Sainte-Justine, 2006. 194 p.

Brochures

LOUIS Sylvie et Gaëlle TRÉBAOL. *Les enfants prématurés et leurs parents : histoires d'amour*. Montréal : Association des parents d'enfants prématurés du Québec, 1997. 104 p.

LOUIS Sylvie et Gaëlle TRÉBAOL. *Le défi de l'alimentation chez l'enfant prématuré de la naissance à trois ans*. Montréal : Association des parents d'enfants prématurés du Québec, 1997. 77 p.

LOUIS Sylvie et Gaëlle TRÉBAOL. *Le défi de l'apprentissage chez l'enfant prématuré de la naissance à trois ans*. Montréal : Association des parents d'enfants prématurés du Québec, 1997. 107 p.

Louis Sylvie et Gaëlle Trébaol. *Le défi moteur chez l'enfant prématuré de la naissance à trois ans.* Montréal, Association des parents d'enfants prématurés du Québec, 1997. 85 p.

Mantha Ginette et Francine Martel. *J'allaite mon bébé prématuré.* Montréal : Éditions Préma-Québec, 2006. 36 p.

RESSOURCES

Associations pour les parents

Au Québec

PRÉMA-QUÉBEC
150, rue Grant, bureau 104
Longueuil (Québec) J4H 3H6
Tél.: 450-651-4909
Tél. sans frais: 1-888-651-4909
Fax: 450-651-2185
Courriel: info@premaquebec.ca
Site web: www.premaquebec.ca

En France

SOS PRÉMA

Maison des associations
2 bis, rue du château
92200 Neuilly-sur-Seine
Tél: 01 47 47 11 27
Site web: www.sosprema.com

Région parisienne (Neuilly/Seine), avec des antennes
en province (Bordeaux, Calais, Chambéry, Lille, Lyon, Reims,
Toulon, Toulouse, etc.)

ASSOCIATION POUR LE SUIVI DES NOUVEAU-NÉS À RISQUES
(ASNR)
4, rue Marie Fichet
92140 Clamart
Courriel: asnr@laposte.net
Site web: http://asnr.free.fr

Association mixte de parents et de soignants de la région parisienne (Hauts-de-Seine, Essonne, Yvelines)

BÉBÉ AVANT TERME
2, rue Waldeck Rousseau
29200 Brest
Tél : 06 66 02 83 57
Courriel : bebe.avant.terme@free.fr
Site web : http ://bebe.avant.terme.free.fr

LES OISILLONS

Association de parents d'enfants prématurés des pays de Loire
Site web : http ://assolesoisillons.free.fr

En Belgique

CENTRE D'INFORMATION, DE PRÉVENTION
ET D'ACCOMPAGNEMENT DE LA PRÉMATURITÉ (CIPAP)
Rue Namont, 181
4051 Chaudfontaine
Site web : www.cipap.net

NÉONID ASBL – ASSOCIATION DES PARENTS
D'ENFANTS PRÉMATURÉS
Centre néonatal – CHU Saint-Pierre
Rue Haute, 322
1000 Bruxelles
Tél : 32 2 535 42 26
Courriel : info@neonid.be
Site web : www.neonid.be

Au Luxembourg

PETITS PAS ASBL
ASSOCIATION D'ENTRAIDE AUX PARENTS
D'ENFANTS PRÉMATURÉS
Site web : www.petitspas.lu

En Suisse

NÉ TROP TÔT
Site web : www.netroptot.ch

Livres pour les parents

BEDNAREK Anne. *La prématurité*. Genève : Éditions Labor, 2006. 156 p.

BINEL Geneviève. *Prématurité et rupture du lien mère-enfant*. Levallois-Perret : Gaëtan Morin Éditeur, 2000. 227 p.

BLOCH Henriette, Pierre LEQUIEN et Joëlle PROVASI. *L'enfant prématuré*. Paris : Armand Colin, 2004. 199 p.

COLLECTIF. *À petits pas – S'occuper de son enfant prématuré à la maison*. Ottawa : Institut canadien de la santé infantile, 2003. 199 p. *On peut le commander à l'Institut canadien de la santé infantile – 384, rue Bank, bureau 300 – Ottawa (Ont.) K2P 1Y4, via leur site web : www.cich.ca ou en téléphonant au 613-230-8838.*

CÔTÉ Sophie. *Vivre au quotidien avec un enfant gravement malade – Renseignements pratiques et ressources*. Montréal : Éditions du CHU Sainte-Justine, 2006. 244 p.

DAGEVILLE Christian. *Le début de la vie d'un grand prématuré expliqué à ses parents*. Ramonville Saint-Agne : Éditions Érès, 2004. 238 p. (Collection Mille et un bébés)

FRÉCHETTE-PIPERNI Suzy. *Les rêves envolés – Traverser le deuil d'un tout petit bébé*. Boucherville : Éditions de Mortagne, 2005. 464 p.

LAURENT Anne. *Ma petite sœur est revenue d'être morte*. Malonne (Belgique) : Éditions Feuilles familiales, 2000. 141 p. *On peut commander ce livre du très beau témoignage d'une maman en écrivant à la maison d'édition au 5, rue d'Insevaux – 5020 Malonne – Belgique.*

LOUIS Sylvie. *Le devenir des enfants nés à la limite de la viabilité - Des parents témoignent et des médecins réagissent*. Montréal : Éditions du CHU Sainte-Justine. 2007.

LOUIS Sylvie. *Le Grand livre du bébé prématuré - Tome 1 : Du choc de la naissance à l'arrivée du bébé à la maison*. Montréal : Éditions du CHU Sainte-Justine, 2001. 364 p.

LOUIS Sylvie. *Le Grand livre du bébé prématuré - Tome 2 : Causes, séquelles et autres enjeux*. Montréal : Éditions du CHU Sainte-Justine, 2002. 354 p.

MARTEL Marie-Josée et Isabelle MILETTE. *Les soins de développement – Des soins sur mesure pour le nouveau-né malade ou prématuré*. Montréal : Éditions du CHU Sainte-Justine, 2006. 194 p. (Collection Intervenir)

Veilleux Annie, Maria De Notariis, Élisa Macri et Nathalie Thébaud. *Le développement neuromoteur de l'enfant de 0 à 15 mois.* Montréal : Éditions du CHU Sainte-Justine. 2007.

Livres pour les enfants

Panet Sabine. *Ma petite sœur s'appelle prématurée.* Paris : L'École des Loisirs, 2005. 118 p. (Neuf) - 9 ans +

Vermot Marie-Sophie. *Un si petit frère.* Toulouse : Milan, 2002. 76 p. (Tranche de vie) - 8 ans +

Sites Internet

www.prematurite.com
Site web de l'auteure

www.peau-a-peau.be/allt_prema.htm
Site sur l'allaitement du bébé prématuré

www.pediatres.online.fr/nouveaune.htm#massages

www.topsante.fr/topsante/forme/chapitre.htm?rub=dou&id=5256&did=1338&titre=vivre
http://ca.pampers.com/fr_CA/content/type/118/contentId/13735.do
Trois sites offrant des renseignements sur le massage du bébé prématuré

www.troptot.com
Site d'échanges, de témoignages et d'information

www.atoute.org/dcforum/DCForumID8/241.html
Forum médical

www.prematurity.org
Site d'information de langue anglaise

Ouvrages parus dans la même collection

Accompagner son enfant prématuré
De la naissance à cinq ans
Sylvie Louis
ISBN 978-2-89619-085-0   2007/216 p.

Ados : mode d'emploi
Michel Delagrave
ISBN 2-89619-016-3   2005/176 p.

Aide-moi à te parler !
La communication parent-enfant
Gilles Julien
ISBN 2-922770-96-6   2004/144 p.

Aider à prévenir le suicide chez les jeunes
Un livre pour les parents
Michèle Lambin
ISBN 2-922770-71-0   2004/272 p.

L'allaitement maternel – 2e édition
*Comité pour la promotion de l'allaitement maternel
de l'Hôpital Sainte-Justine*
ISBN 2-922770-57-5   2002/104 p.

Apprivoiser l'hyperactivité et le déficit de l'attention
Colette Sauvé
ISBN 2-921858-86-X   2000/96 p.

L'asthme chez l'enfant
Pour une prise en charge efficace
Sous la direction de Denis Bérubé, Sylvie Laporte et Robert L. Thivierge
ISBN 2-89619-057-0   2006/168 p.

Au-delà de la déficience physique ou intellectuelle
Un enfant à découvrir
Francine Ferland
ISBN 2-922770-09-5   2001/232 p.

Au fil des jours... après l'accouchement
L'équipe de périnatalité de l'Hôpital Sainte-Justine
ISBN 2-922770-18-4   2001/96 p.

L'ENFANT MALADE
RÉPERCUSSIONS ET ESPOIRS
Johanne Boivin, Sylvain Palardy et Geneviève Tellier
ISBN 2-921858-96-7   2000/96 p.

L'ÉPILEPSIE CHEZ L'ENFANT ET L'ADOLESCENT
Anne Lortie, Michel Vanasse et autres
ISBN 2-89619-070-8   2006/208 p.

L'ESTIME DE SOI DES ADOLESCENTS
Germain Duclos, Danielle Laporte et Jacques Ross
ISBN 2-922770-42-7   2002/96 p.

L'ESTIME DE SOI DES 6-12 ANS
Danielle Laporte et Lise Sévigny
ISBN 2-922770-44-3   2002/112 p.

L'ESTIME DE SOI, UN PASSEPORT POUR LA VIE – 2ᵉ ÉDITION
Germain Duclos
ISBN 2-922770-87-7   2004/248 p.

ET SI ON JOUAIT?
LE JEU DURANT L'ENFANCE ET POUR TOUTE LA VIE
2ᵉ ÉDITION
Francine Ferland
ISBN 2-89619-035-X   2005/212 p.

ÊTRE PARENT, UNE AFFAIRE DE CŒUR – 2ᵉ ÉDITION
Danielle Laporte
ISBN 2-89619-021-X   2005/280 p.

FAMILLE, QU'APPORTES-TU À L'ENFANT?
Michel Lemay
ISBN 2-922770-11-7   2001/216 p.

LA FAMILLE RECOMPOSÉE
UNE FAMILLE COMPOSÉE SUR UN AIR DIFFÉRENT
Marie-Christine Saint-Jacques et Claudine Parent
ISBN 2-922770-33-8   2002/144 p.

FAVORISER L'ESTIME DE SOI DES 0-6 ANS
Danielle Laporte
ISBN 2-922770-43-5   2002/112 p.

LE GRAND MONDE DES PETITS DE 0 À 5 ANS
Sylvie Bourcier
ISBN 2-89619-063-5   2006/168 p.

GRANDS-PARENTS AUJOURD'HUI
PLAISIRS ET PIÈGES
Francine Ferland
ISBN 2-922770-60-5   2003/152 p.

Guider mon enfant dans sa vie scolaire – 2e édition
Germain Duclos
ISBN 2-89619-062-7 2006/280 p.

L'hydrocéphalie : grandir et vivre avec une dérivation
Nathalie Boëls
ISBN 2-89619-051-1 2006/112 p.

J'ai mal à l'école
Troubles affectifs et difficultés scolaires
Marie-Claude Béliveau
ISBN 2-922770-46-X 2002/168 p.

Jouer à bien manger
Nourrir mon enfant de 1 à 2 ans
Danielle Regimbald, Linda Benabdesselam, Stéphanie Benoît et Micheline Poliquin
ISBN 2-89619-054-6 2006/160 p.

Les maladies neuromusculaires chez l'enfant et l'adolescent
Sous la direction de Michel Vanasse, Hélène Paré, Yves Brousseau et Sylvie D'Arcy
ISBN 2-922770-88-5 2004/376 p.

Mon cerveau ne m'écoute pas
Comprendre et aider l'enfant dyspraxique
Sylvie Breton et France Léger
ISBN 978-2-89619-081-2 2007/192 p.

Musique, musicothérapie et développement de l'enfant
Guylaine Vaillancourt
ISBN 2-89619-031-7 2005/184 p.

Le nouveau Guide Info-Parents
Livres, organismes d'aide, sites Internet
Michèle Gagnon, Louise Jolin et Louis-Luc Lecompte
ISBN 2-922770-70-2 2003/464 p.

Parents d'ados
De la tolérance nécessaire à la nécessité d'intervenir
Céline Boisvert
ISBN 2-922770-69-9 2003/216 p.

Les parents se séparent…
Pour mieux vivre la crise et aider son enfant
Richard Cloutier, Lorraine Filion et Harry Timmermans
ISBN 2-922770-12-5 2001/164 p.

Pour parents débordés et en manque d'énergie
Francine Ferland
ISBN 2-89619-051-1 2006/136 p.

RESPONSABILISER SON ENFANT
Germain Duclos et Martin Duclos
ISBN 2-89619-00-3   2005/200 p.

SANTÉ MENTALE ET PSYCHIATRIE POUR ENFANTS
DES PROFESSIONNELS SE PRÉSENTENT
Bernadette Côté et autres
ISBN 2-89619-022-8   2005/128 p.

LA SEXUALITÉ DE L'ENFANT EXPLIQUÉE AUX PARENTS
Frédérique Saint-Pierre et Marie-France Viau
ISBN 2-89619-069-4   2006/208 p.

LA SCOLIOSE
SE PRÉPARER À LA CHIRURGIE
Julie Joncas et collaborateurs
ISBN 2-921858-85-1   2000/96 p.

LE SÉJOUR DE MON ENFANT À L'HÔPITAL
Isabelle Amyot, Anne-Claude Bernard-Bonnin, Isabelle Papineau
ISBN 2-922770-84-2   2004/120 p.

TEMPÊTE DANS LA FAMILLE
LES ENFANTS ET LA VIOLENCE CONJUGALE
Isabelle Côté, Louis-François Dallaire et Jean-François Vézina
ISBN 2-89619-008-2   2004/144 p.

LES TROUBLES ANXIEUX EXPLIQUÉS AUX PARENTS
Chantal Baron
ISBN 2-922770-25-7   2001/88 p.

LES TROUBLES D'APPRENTISSAGE:
COMPRENDRE ET INTERVENIR
Denise Destrempes-Marquez et Louise Lafleur
ISBN 2-921858-66-5   1999/128 p.

VOTRE ENFANT ET LES MÉDICAMENTS:
INFORMATIONS ET CONSEILS
*Catherine Dehaut, Annie Lavoie, Denis Lebel, Hélène Roy
et Roxane Therrien*
ISBN 2-89619-017-1   2005/332 p.